Widlöcher Das Psychodrama bei Jugendlichen

VV

Daniel Widlöcher

Das Psychodrama bei Jugendlichen

Walter-Verlag Olten und Freiburg im Breisgau

Der Originaltitel lautet «Le psychodrame chez l'enfant»
erschienen bei Presses Universitaires de France, Paris.

Die Übersetzung aus dem Französischen besorgte
Gisela Schneider

Satz und Druck: Moritz Schauenburg KG, Lahr/Schwarzwald
Bindearbeit: Walter-Verlag, Buchbinderei Heitersheim
Printed in Germany

ISBN 3-530-95220-6

Inhalt

Einleitung

Die Improvisation einer Theaterhandlung erschließt den Teilnehmern ein außerordentlich reiches Feld von Ausdrucksmöglichkeiten. Sonst unterdrückte Emotionen können sich in ihr frei entfalten und darstellen. Doch auch hier entstehen die Emotionen nicht einfach aus sich selbst. Ihr Auftreten ist an bestimmte Bedingungen des Improvisierens gebunden: an die erfundene Situation, die gespielte Rolle sowie an die kollektive Struktur des dramatischen Spiels.

Für die Echtheit dieser Emotionen ist es dabei nicht notwendig, daß die Teilnehmer, seien es Schauspieler oder Zuschauer, dem fiktiven Charakter der Situation verfallen. Denn ihre emotionale Teilnahme ist auf jeden Fall real. Schließlich enthält auch jede andere psychotherapeutische Situation immer einen Anteil von Künstlichkeit, ohne daß man deswegen sagen würde, dies schade der Echtheit des Erlebten.

Moreno hat nun als Psychodrama eine Reihe von Techniken bezeichnet, mit denen, unabhängig von jeder künstlerischen Ambition, versucht wird, latente, verschleierte oder abgewehrte Tendenzen des Bewußtseins und besonders des Gefühlslebens durch ein improvisiertes Theaterspiel zu entfalten.

Tatsächlich erlaubt das Psychodrama Gefühle, Phantasien und Verhaltensweisen entstehen oder wiederentstehen zu lassen. Ihre Interpretation und Verarbeitung im Spiel ermöglicht es dann, die Persönlichkeit kennenzulernen, zu verändern oder weiterzuentwickeln.

Von besonderem Interesse ist das Psychodrama mit Kindern, weil sie sehr intensiv am dramatischen Spiel teilnehmen und vor allem auch deswegen, weil eine rein verbale Ausdrucksweise ihnen schwerfällt.
In Frankreich wurde das Psychodrama 1946 von Mireille Monod eingeführt. Nachdem sie an den Sitzungen des therapeutischen Theaters Morenos teilgenommen hatte, wandte sie es erstmals im Psychopädagogischen Zentrum der Universität von Paris an, das gerade im Lycée Claude Bernard eingerichtet worden war. Unter der dynamischen Leitung von Dr. Boutonnier, G. Mauco und später von A. Berge nahm es dann eine bedeutende Entwicklung. Und dies ebenso dank eines Teams, dessen Initiatoren E. Kestemberg, G. Testemale-Monod, D. Anzieu und P. Gravel waren.
Gleichfalls 1946 führten S. Lebovici und J. Moreau Dreyfus in der Neuro-psychiatrischen Abteilung für Kinder von Prof. Heuyer am «Hôpital des enfants malades» eine kollektive Psychotherapie durch. Der Versuch hatte sich aus der Notwendigkeit ergeben, mit den wenigen vorhandenen Psychotherapeuten die große Zahl therapiebedürftiger Kinder zu behandeln.
Diese unabhängig voneinander, aber zur selben Zeit arbeitenden Gruppen gelangten zu großer Übereinstimmung im Methodischen. 1950 stellte P. Gravel in seiner Dissertation diese Methode erstmals dar, sowohl auf theoretischer wie auf praktischer Ebene. Sein Buch ist somit die erste zusammenfassende Arbeit der französischen Schule des Psychodramas.
Seitdem hat sich die Anwendung des Psychodramas bei Kindern beträchtlich weiterentwickelt. Die Prinzipien Morenos sind, besonders unter dem Einfluß der Psychoanalyse, häufig abgewandelt worden. Gegenwärtig wenden die psychotherapeutischen Teams das Psychodrama nach sehr verschiedenen Methoden an. Dabei ist es schwierig zu bestimmen, was an den Divergenzen in der Praxis auf Verschiedenheit der Lehrmeinungen, was auf praktische Erwägungen der Zweckmäßigkeit zurückzuführen ist

und welchen Anteil daran die Persönlichkeit der Psychotherapeuten oder bestimmte Untergruppen, denen sie nahestehen, haben.

Ziel dieses Buches ist es, denen, die sich für das Psychodrama interessieren, grundlegende Informationen zu vermitteln, mit deren Hilfe sie sich ein Urteil über den Sinn und die Folgen jener verschiedenen Anwendungsarten bilden können.

Es wäre aber vergebliche Mühe, eine Studie über alle verschiedenen Richtungen des Psychodramas vorzulegen, ohne die fundamentale Einheit und den gemeinsamen Bezugsrahmen im Auge zu behalten. Diesen allerdings findet man im Werk Morenos nicht sehr deutlich, denn er hat jede technische Neuerung mit sehr großem Eklektizismus angeregt und aufgenommen.

Das Prinzip des Psychodramas liegt in der dramatischen Improvisation und in den Wirkungen dieses Verfahrens in der Psyche jedes einzelnen der Teilnehmer sowie im interpersonalen Bereich, der durch die Gruppe gebildet wird. Damit ist das psychodramatische Feld definiert, das die Einheit der Methode begründet.

Im ersten Kapitel befassen wir uns daher mit der Theorie des Psychodramas und mit den Gegensätzen der Lehrmeinungen; im zweiten mit dem allgemeinen Rahmen der Methode und den Techniken. Im dritten versuchen wir dann, die Einheit des psychodramatischen Gegenstandsbereichs wiederzufinden. Schließlich können wir uns in den letzten drei Kapiteln der Anwendung des Psychodramas für diagnostische, therapeutische und pädagogische Zwecke zuwenden.

Dieses Buch hat also vor allem praktische Absichten und will eine Arbeitshilfe sein für alle, die eine psychodramatische Exploration oder Behandlung durchführen wollen.

Wer seine Kenntnis der verschiedenen Lehrmeinungen vertiefen möchte, sollte zu den Originaltexten Morenos und den beiden wichtigsten Arbeiten greifen, die ihm in Frankreich gewidmet

wurden: der von D. Anzieu (1956) und der von S. Lebovici, R. Diatkine und E. Kestemberg (1958)[1].
Man findet dort übrigens neben der Darstellung der methodischen Veränderungen, die das Psychodrama in seiner Anwendung zuläßt, ein genaues und tiefgehendes Verständnis des kindlichen Gefühlslebens und der kindlichen Sozialbeziehungen. Solche Vielschichtigkeit ergibt sich aus der Beschäftigung mit dem Psychodrama. Das vorliegende Buch hat sein Ziel erreicht, wenn es die, die an der Anwendung dieser neuen Form der Psychotherapie interessiert sind, überzeugen kann.

[1] Die bibliographischen Angaben stehen im folgenden unten auf der Seite und sind auf die Arbeiten beschränkt, die im Text ausdrücklich zitiert werden. Eine umfassende Bibliographie bietet die Arbeit von Anzieu.
Für die vier am häufigsten zitierten Werke werden die Nachweise im fortlaufenden Text mit Seitenzahl und unter folgenden Kürzeln gegeben:
(P I) *J. L. Moreno,* Psychodrama I. Beacon House, New York 1946.
(P II) *J. L. Moreno,* Psychodrama II. Beacon House, New York 1959.
(A) *D. Anzieu,* Le psychodrame analytique chez l'enfant. Presses Universitaires de France, Paris 1956.
(L) *S. Lebovici, R. Diatkine* und *E. Kestemberg,* Bilan de dix ans de thérapeutique par le psychodrame chez l'enfant et l'adolescent. In: La psychiatrie de l'enfant, I, Presses Universitaires de France, Paris 1958.

Erstes Kapitel

DIE THEORIE

Die Theorie des Psychodramas ist mit dem Werk J. L. Morenos unlösbar verbunden. Er hat nicht nur die Bezeichnung «Psychodrama» eingeführt, sondern er hat durch die Erneuerung der Technik dramatischer Improvisation sowie durch die Wiederaufnahme und Weiterentwicklung der alten Theorie der Katharsis die Entstehung des Psychodramas überhaupt erst möglich gemacht. Die Begriffe der Spontaneität, der Kreativität, der Rollenübernahme sind mit seinem Namen verbunden. Er selbst hat ihre Anwendung zur Beschreibung kindlichen Verhaltens vorgeschlagen und damit neue Forschungsrichtungen in der Entwicklungspsychologie angeregt.

I. Die Anfänge

Indem er aus einer Technik dramatischer Improvisation eine Psychotherapie machte, hat Moreno an eine sehr alte Theorie angeknüpft, die besagt, daß das Theater jenseits des Aspektes der ästhetischen Unterhaltung, unter dem wir es kennen, über einen mächtigen Einfluß auf den menschlichen Geist verfügt und ihm Zugang zur Welt des Heiligen ebensosehr verschafft, wie zur Erkenntnis und Beherrschung seiner selbst und der natürlichen Welt.

Aristoteles war wahrscheinlich der erste, der die Wirkungen des dramatischen Ausdrucks auf den Gefühlshaushalt erkannte. In einer berühmten Passage seiner Poetik heißt es: «Die Tragödie ist demnach die nachahmende Darstellung einer sittlich ernsten, in sich abgeschlossen ... Handlung ... durch die Erregung von Mitleid und Furcht die Reinigung ... von derartigen Gemütsstimmungen bewirkend.»[2] Diese Reinigung, deren griechischen Namen Katharsis wir übernommen haben, kann auf verschiedene Weise verstanden werden: Man kann sie auf die künstlerische Schöpfung, auf die Darbietung des Schauspielers oder auf die Gefühle des Zuschauers beziehen.

In dieser letzten Bedeutung hat sie die abendländische Ästhetik aufgenommen und bis auf den heutigen Tag legitimiert. Die Betrachtung des Schauspiels erregt im Zuschauer Leidenschaften und heilsame Gefühle. Wenn der Begriff der Katharsis so in einem verkürzten Sinn tradiert wurde, dann, wie Moreno ganz richtig betont hat, deswegen, weil unser abendländisches Theater zu einer streng literarischen Angelegenheit geworden ist. Von dem Moment an, wo der Autor seinen Text geschrieben hat, ist kein Platz mehr für den schöpferischen Geist. Bei der Darstellung auf der Bühne kann es sich nur noch um bloße Wiederholung handeln, bar jeder Spontaneität, die dem Schauspieler nur die Möglichkeiten stereotypisierten Spiels und dem Zuschauer nur die passive Teilnahme läßt. Ein solcher Blickwinkel unterschlägt zwei Aspekte des theatralischen Erbes: den der Improvisation und den des magisch-religiösen Charakters dramatischer Kunst, die Moreno dem Theater wieder zukommen läßt, um das Theater der Spontaneität zu schaffen.

Im abendländischen Theater hat man seit mehreren Jahrhunderten die Improvisation aufgegeben. Eines der seltenen Beispiele ihres Überlebens ist die Commedia dell' Arte, in der die Schauspieler nach feststehenden Szenarien und ausgehend von fest umrissenen Charakteren (Harlekin, Hauptmann, Arzt) improvisierten. Für Moreno handelt es sich dabei nur um eine halbe Sache, da die Improvisation auf den Dialog beschränkt bleibt.

[2] *Aristoteles,* Über die Dichtkunst. Felix Meiner, Leipzig 1921, S. 10.

Die von der Intrige hervorgerufenen Situationen und Konflikte sind «Klischees», stereotypisiert und standardisiert, es sind Kulturkonserven.
An der Grenze zum traditionellen Theater stehend und ohne systematische Übung der Spontaneität «hat die Bewegung der Commedia dell' Arte keine einzige der Regeln einer dramatischen Handlung in Frage gestellt, die ausgehend vom klassischen griechischen Theater und von Aristoteles jeden Versuch der Improvisation unterdrücken».
Mit seiner Parteinahme für die Improvisation und seiner Kritik am literarischen Charakter des abendländischen Theaters schloß Moreno sich einer breiten revolutionären Bewegung an, die in Europa zwischen 1910 und 1920 entstand. Die Namen Copeau, Brecht und Pirandello symbolisieren diese Erneuerung der dramatischen Kunst, deren Ziel es war, aus dem Theater einen lebendigen Ort zu machen, an dem Zuschauer und Schauspieler an einem kollektiven Vorgang teilnehmen sollen. Techniken des dramatischen Spiels, der Improvisation und des pädagogischen Theaters sollten in ihm ihren Ursprung finden. Die Auffassung der Rolle ging aus ihm erneuert hervor, da der Schauspieler nicht mehr gefühlloser Techniker sein konnte, der die Darstellung der Rolle auf eine perfekt regulierte Mechanik reduziert, wie es Diderot forderte.
Die Originalität Morenos lag darin, zu sehen, daß diese neuen Sichtweisen dem Begriff der Katharsis seinen vollen Sinn zurückgaben, nicht mehr bloßer Effekt des Schauspiels zu sein, sondern die Summe aller Gefühle, die durch die aktive Teilnahme am dramatischen Spiel hervorgerufen werden.
Indem er eine neue Form der Wirksamkeit des Theaters fand, stieß Moreno auf die Gedankenwelt einer langen Tradition des magisch-religiösen Theaters. Er führt zu diesem Punkt die Beobachtung eines Anthropologen an, die dieser bei den Pomoindianern der kalifornischen Küste machte: Ein Mann wurde von Furcht ergriffen, als er einer Wildgans begegnete; er fiel

in einen beunruhigenden Schwächezustand. Der Medizinmann und seine Helfer erboten sich, die traumatische Szene bis ins kleinste Detail nachzuspielen, wobei der Medizinmann die Rolle der Wildgans übernahm. Nachdem der Mann die Szene wieder durchlebt hatte, fiel die Schwäche von ihm ab und er genas. Die Anthropologen haben uns seitdem zahlreiche ähnliche Fälle geschildert, unter denen den Beobachtungen von C. Lévi-Strauss[3] und von M. Leiris[4] besondere Aufmerksamkeit geschenkt werden sollten. Es besteht demnach eine wirkliche Verwandtschaft zwischen der magischen Schauspielkunst und dem Psychodrama. Wenn wir schon nicht zur magischen Welt unserer Vorfahren zurückkehren können, so erhält sich im Psychodrama nach Moreno dennoch die Rückbesinnung auf den wissenschaftlichen Kern seiner alten Methoden: «Wir werden eine neue Magie auf einer neuen Ebene schaffen.»[5]

Diese neue Ebene ist jene der modernen Psychologie, die den Einfluß der Psychoanalyse und psychotherapeutischer Techniken nicht vernachlässigt.

Die Verwendung des Theaters in einer psychiatrischen Anstalt war nicht vollkommen neu. Man erinnere sich bei dieser Gelegenheit des pittoresken Versuchs, der zwischen 1805 und 1810 in Charenton von dem Anstaltsleiter de Coulmier mit Hilfe seines berühmten Insassen D. A. F. de Sade unternommen wurde.

Moreno allein aber verdanken wir die Anwendung einer dramatischen Handlung als psychotherapeutische Methode. Ein großer Teil seiner Arbeit bestand darin, das therapeutische Psychodrama von einer Technik der dramatischen Improvisation aus Schritt für Schritt weiterzuentwickeln.

[3] *C. Lévi-Strauss,* Strukturale Anthropologie. Suhrkamp, Frankfurt/Main 1967.

[4] *M. Leiris,* La possession et ses aspects théatraux chez les Ethiopiens de Gondar. Plon, Paris 1958.

[5] *J. L. Moreno,* Group psychotherapy, Bd. VIII, Nr. 2, August 1955.

II. Das Werk Morenos.
Die Entstehung des Psychodramas

Das Psychodrama hat in der Kindheit begonnen. In der Morenos nämlich, wie aus seinen eigenen Aussagen über den Ursprung seiner Entdeckung hervorgeht. Der kleine Jakob Levy Moreno, viereinhalb Jahre alt, hatte sich eines Sonntags mit einigen Nachbarkindern getroffen. Sie spielten «Gott und seine Engel». «Ich bin Gott, und ihr seid die Engel.» Er schwingt sich auf einen Tisch, stellt Stühle darauf und läßt sich oben nieder, die anderen flattern währenddessen mit ausgebreiteten Armen zu seinen Füßen herum. Einer der Engel, in der Rolle des Versuchers, fordert ihn auf, seinerseits zu fliegen. – Der kleine Moreno richtet sich auf, wirft sich in die Luft und landet mit einem gebrochenen Arm auf dem Boden. So lernt er, wie schwer es ist, die Rolle Gottes zu spielen.

a) Die Theorie der Spontaneität und Kreativität

Moreno hat sich fortan immer bemüht, die Bedeutung und den Wert der Kindheit, wie sie sich in dieser Anekdote zeigen, zu nutzen. Denn gipfelt nicht die Erfindungslust und Phantasie des Kindes in dem Wunsch, die Rolle Gottes zu übernehmen? Die ganze Aktivität seiner Einbildungskraft besteht darin, mit der Illusion seiner Allmacht eine andere Welt zu schaffen.

Im Alter von sechzehn bis neunzehn Jahren organisiert Moreno bei Spaziergängen durch die Wiener Parkanlagen Stegreifspiele. Es geht ihm darum, den Kindern ihr Recht auf schöpferische Spontaneität wiederzugeben.

Man muß ihnen wieder erlauben, Gott zu spielen.

Aller Einfluß der Erwachsenen geht hingegen dahin, sie auf diese schöpferische Fähigkeit verzichten zu lassen und sie zu zwingen, sich einer «realen» Welt mit ihren Riten und Stereotypen anzupassen.

Sicherlich betätigt sich ein Teil der kindlichen Spontaneität ohne jeden Gewinn, da sie anarchisch, inhaltsleer und steril verläuft. Aber Kinder verfügen auch über ein großes schöpferisches Potential, das die erstarrten Vorbilder, die man ihnen aufdrängt, zu ersticken droht. Um dem zu widerstehen, müssen sich ihre Kreativität und Spontaneität wechselseitig stützen.

Das Kind verfügt also über jene *kreative Spontaneität,* durch die es wirklich ein «Mensch des ‹ersten› Universums, des verlorenen Paradieses», ist[6]. Das Psychodrama soll ihm dabei helfen, diesen ursprünglichen Besitz zu wahren oder wiederzugewinnen, «dessen Greifbarkeit ununterbrochen zum Ausdruck kommt im Verhältnis von Mensch zu Mensch, Mensch zu Gegenstand, Mensch zu Arbeit, Gesellschaft zu Gesellschaft und Gesellschaft zur gesamten Menschheit»[7].

Wir finden mit anderen Worten diese Spontaneität und Kreativität in den Beziehungen des Menschen zu seiner Umwelt in dem Moment, wo er sich von dem Zwangszusammenhang von Motivation und vernünftiger Begründung befreit, um jenen Teil schöpferischer Freiheit wiederzufinden, der sich im kindlichen Spiel in seiner höchsten Entfaltung darstellt. Wenn wir zum Beispiel den Zahnarzt anrufen, weil wir Zahnweh haben, erscheint uns der Akt des Telefonierens exakt motiviert, wenn wir aber «den Zahnarzt anrufen» spielen, ist das Zahnweh nur noch eine Erdichtung, der Zweck wird zur Fiktion. Durch das Spiel entziehen wir uns der kausalen Welt. Die Kreativität offenbart sich also in der Fiktion, in der symbolischen Handlung eines «Als Ob». Die Handlung wird zur Geste.

b) Das Theater der Spontaneität

Erweist sich das Kind im symbolischen Spiel noch als schöpferisch, so bringt das Leben einen fortschreitenden Abbau dieser

[6] *J. L. Moreno,* Die Grundlagen der Soziometrie. Westdeutscher Verlag, Köln und Opladen 1967, S. 13.

[7] *J. L. Moreno,* a.a.O., S. 16.

Fähigkeit mit sich. «Wir werden viel öfter behandelt, als wir selbst handeln.» Der Erwachsene kann diese Fähigkeit der Kinder nur auf der Bühne, in der Fiktion des Dramas wiederfinden. Aber diese dramatische Fiktion muß sich frei entfalten können. Das traditionelle Theater läßt in seinem Formalismus und in seiner Starrheit keinen Raum für *kreative Spontaneität.* Es kommt darauf an, die dramatische Handlung zu improvisieren. Es kommt darauf an, das Theater der Spontaneität zu schaffen.

Dieses Theater der Spontaneität bedeutet eine totale Revolutionierung des Theaters: «Nichts von ihm bleibt über, Autor, Darsteller und Zuschauer sind verschwunden, und aus dem Chaos erhebt sich das Theater in seiner reinsten Form – das Theater des schöpferischen Genies, der kompromißlosen Einbildungskraft, das Theater der Spontaneität» (P I, 125). In ihm ist nur die Idee eines Anfangs vorgegeben: es kann sich dabei um ein beliebiges Tagesereignis handeln, um eine aktuelle Idee oder um ein Thema, das von der Gruppe vorgeschlagen wird. Von da ab finden sich freiwillige Darsteller improvisatorisch zum gemeinsamen Spiel zusammen. Da die *dramatis personae* sich aus dem Thema ergeben, entstehen sie spontan. Die Teilnehmer werden zu Schöpfern ihrer eigenen Rollen. Der Autor ist nur noch Stratege, der sich damit zufriedengibt, diese *dramatis personae* passend zusammenzustellen und ihr Spiel zu koordinieren.

Der erste Versuch dieser Art wurde am 1. April 1921 in Wien unternommen. Das Thema hieß: Wer kann in einer anarchischen Gesellschaft, die sich nach einer Niederlage selbst überlassen blieb, die Rolle des Führers übernehmen? Auf der Bühne befanden sich ein leerer Thron und eine Krone. Es war nun an den Teilnehmern, auf die Bühne zu gehen und eine Rolle zu erfinden. Keiner schaffte es, die Sitzung endete mit einem Fiasko. In der Folgezeit machte das Experiment jedoch Fortschritte, allerdings mit weniger anspruchsvollen Themen. Die *«lebendige Zeitung»* lieferte mit Tagesereignissen den Stoff für das dramatische Spiel, das dann unter Leitung Morenos von einer Laienschauspielgruppe aufgeführt wurde.

Die Kreativität beruht auf jener Fähigkeit, in der Fiktivität des Dramas eine neue, von realer Kausalität absolut freie Rolle zu entwerfen. Das Vermögen, eine solche Rolle zu erfinden und lebendig zu spielen, hängt von dem Grad an Spontaneität ab, den zu erreichen der Darsteller in der Lage ist. Dabei ist es eine Grundtatsache, daß diese Spontaneität nicht die der Person, sondern die der Rolle und des Spiels in einer fiktiven Situation ist. Hier gibt es kein «Ding an sich» mehr. Es kommt nicht darauf an, was die Person jenseits ihres Spiels, was bewußt oder unbewußt ist. Von Bedeutung ist allein das «Ding außer sich». Dies ist das Paradoxon einer Spontaneität, die auf dem Spiel des Scheins, auf der Äußerlichkeit einer Rolle beruht und völlig losgelöst ist von der Innerlichkeit der «wirklichen» Person eines Schauspielers.

c) Das therapeutische Theater

Das spontane Theater führt wie selbstverständlich zur Entstehung des therapeutischen Theaters. Denn um eine Rolle spontan, im Zustand ihres Werdens verkörpern zu können, muß, wer aus dem Stegreif spielt, in der Lage sein, sich von seinen alltäglichen und unbewußt übernommenen Rollen zu lösen. Überdies kann es jedoch ein «besonders geeignetes Behandlungsmodell» sein, jemanden Rollen spielen zu lassen, die denen seines Alltags verwandt oder ähnlich sind.

Das therapeutische Theater bietet dem einzelnen also Gelegenheit, seine eigenen vergangenen oder gegenwärtigen Rollen, ja sogar erdachte Rollen zu übernehmen, die das Leben ihm zu spielen nicht erlaubt.

Die Handlung kann sich vor einem anonymen Publikum oder vor der Primärgruppe abspielen, der der Schauspieler angehört (Familie, Kollegen, Nachbarn etc.). Bei der «geschlossenen» Me-

thode sind alle Teilnehmer zugleich Schauspieler, es gibt keine Zuschauer mehr.
Zunächst versucht man herauszufinden, welche Probleme und Situationen zu spielen nützlich ist. Der Regisseur regt das Spiel an, organisiert die Handlung, läßt Szenen wiederholen, analysiert das Spiel und interpretiert die Widerstände.
Die therapeutische Wirksamkeit einer solchen Methode wird durch eine revidierte Theorie der Katharsis begründet, bei der das bloße Wiederaufleben der Vergangenheit zurücktritt hinter eine symbolische Wiederherstellung des vergangenen Ereignisses oder die Erfindung völlig neuer Szenen, die niemals vorgekommen sind. Das Psychodrama ist zwar ein Spiel, aber es schließt das wirkliche Leben der Akteure ein und übertrifft es sogar in seinem Realitätsgehalt, denn in der dramatischen Schöpfung kann sich all das, was zuvor nur latent war, jeder nur angedeutete Zug der Persönlichkeit, voll verwirklichen. In diesem Sinn ist das Psychodrama schöpferisch.

d) Das permanente Theater

Die konkrete Existenz mit ihren gesellschaftlichen Wechselfällen ist nur eine Spielart unter den verschiedenen Existenzweisen, die dem Subjekt möglich sind. Wir können im Leben auf jene schöpferische Dimension zurückgreifen, die wir im dramatischen Spiel wiederentdeckten. Das therapeutische Theater wird so zum *permanenten Theater*. «Das wahre Symbol des therapeutischen Theaters ist die Privatwohnung.» Im Leben können wir Konflikte austragen, indem wir sie im dramatischen Spiel darstellen. Wir befreien uns von unseren eigenen Rollen, indem wir sie auf dem Schauplatz der realen Konflikte schöpferisch neugestalten. Man findet gegenüber seinem eigenen Leben, gegenüber allem, was man tut und getan hat, zu der «Perspektive des schöpferisch Tätigen» zurück (P I, 28).
So hat Moreno endgültig die Desillusionierung in seiner Kindheit überwunden.

Dadurch, daß das dramatische Spiel uns jene schöpferische Aktivität erlaubt, die uns das wirkliche Leben versagt, führt es uns jedoch nicht in eine Welt der Fiktionen, bietet uns nicht Zuflucht in der imaginären Welt unserer Kindheit. Durch ihre schöpferische Wiederholung auf symbolischer Ebene verweisen wir die konkrete Existenz in ihre wahren Schranken, eine Welt unter möglichen Welten zu sein. Ja, mehr noch, wenn wir das psychodramatische Spiel wieder zum Bestandteil des alltäglichen Lebens machen, wenn wir das permanente Theater verwirklichen, unterwerfen wir das reale Leben unserer schöpferischen Kraft. Durch die schöpferische Wiederholung und Neugestaltung unserer wirklichen Rollen finden wir wie in den «psychodramatischen Rollen» jene schöpferische Fähigkeit wieder, in die uns das Verhalten der Kinder nur flüchtigen Einblick gewährt. «Wenn wir wieder wie Kinder empfinden könnten, besäßen wir noch das Privileg, das Drama als absolut wirklich zu erleben.»
«Das Psychodrama ist ein Versuch, den Dualismus zwischen Phantasie und Wirklichkeit aufzuheben und die *ursprüngliche Einheit* beider wiederherzustellen.»

e) Die Rolle

Die Rollentheorie stellt eines der grundlegenden Konzepte Morenos dar. Er unterscheidet streng zwischen wirklichen Rollen, die das alltägliche Leben uns auferlegt, und den fiktiven Rollen in der psychodramatischen Situation. Die ersteren können durch die letzteren hindurch in ihrem symbolischen Gehalt erfaßt werden. Was sich in der Darstellung der «psychodramatischen» Rollen abspielt, gibt uns Auskunft über die Genese unserer «wirklichen» Rollen. Die Fähigkeit, die einen zu übernehmen, erhellt die Fähigkeit, die anderen zu übernehmen.
Das Problem des Ursprungs der Rolle regte Moreno zu einer Neubetrachtung der kindlichen Entwicklung an. Das Konzept der kreativen Spontaneität erhält in bezug auf das Kind seinen Sinn nicht als psychische Funktion, sondern vielmehr als ein

Wert an sich. Der Begriff der Rolle dagegen läßt sich bestimmen als die Gesamtheit der imaginären Positionen, die ein Individuum in seine Beziehungen zu den anderen hineinträgt. Als Funktion des Imaginären kann ihr Ursprung in der Kindheit nun zum Gegenstand einer psychologischen Untersuchung werden.

Die Rolle entsteht gleichzeitig mit der Beziehung zum andern, das heißt mit der Beziehung zur Mutter. Zuvor ist die Spontaneität noch ganz unmittelbare Spontaneität, die ihr Modell im Geburtsakt hat. In ihm handelt das Kind spontan, denn es wird sozusagen intransitivisch geschaffen. Um sich jedoch als Individuum zu erschaffen, muß es zunächst eigene Rollen entwickeln. Um dies zu erreichen, bedient sich das Kind des Anderen als eines Hilfs-Ichs und seines eigenen Körpers oder genauer: bestimmter Teile seines Körpers als *loci nascendi.* Damit sind die körperlichen und geistigen Auslöser bestimmt, die zur Entfaltung kreativer Spontaneität notwendig sind.

Der Akt des Essens ist das einfachste Beispiel: Das Kind verfügt über eine Zone *(locus nascendi)*, in diesem Fall über die Mundzone, mit deren Hilfe es die Rolle des Essenden erfüllen kann. Der andere – in diesem Fall die Mutter oder genauer: die Mutter als Trägerin der Brust – induziert durch sein Verhalten das des Kindes; indem die Mutter ihre eigene Rolle spielt, löst sie ein entsprechendes Rollenverhalten des Kindes aus.

Die Rolle der Mutter und des Kindes bilden eine *Identitätsmatrix,* nach deren Muster das Kind sein Rollenverhalten als «essendes Kind» entwirft und spontan durchspielt. Spontan entwirft es sich als «essendes Kind», indem es seine Rolle definiert als Funktion der bestimmenden Rolle der Mutter als Ernährerin, und indem es sie an einem Teil seines Körpers lokalisiert.

Diese ursprüngliche Welt ist eine vergessene Welt; denn das Kind, das ganz in seiner Rolle aufgeht, hat keine Erinnerung daran. Es befindet sich in einem Stadium vollkommener Spontaneität, aber ohne jedes Bewußtsein seiner selbst. Zugleich ist es in einer Welt ohne Traum; denn ein Mensch, der ganz von der momentanen Situation ergriffen wird, kann sich keine Situation vergegenwärtigen, in der er nicht anwesend ist. Es ist eine Welt, in der sich alles auf derselben Realitätsebene befindet; es ist die Situation der *all-identity*.

Für das Heraustreten aus dieser Welt, das heißt für die Entdekkung seiner selbst, ist das Rollenspiel von entscheidender Bedeutung. Am Anfang stand, wie wir sahen, die Identitätsmatrix, nach deren Gefüge das Kind eine vollkommene Entsprechung zwischen seiner Rolle und der der Mutter wahrnimmt, ohne sich der Heterogenität beider Rollen bewußt zu sein.

In einem zweiten Stadium richtet das Kind seine Aufmerksamkeit auf den anderen Pol der Beziehung: auf die Rolle der Mutter. Es zieht sich von der konkreten Situation zurück und bemerkt, daß auch die entgegengesetzte Rolle ihm verfügbar ist. Genau dies tut das Kind, wenn es aktiv ihre Stelle einnimmt. Es kann nun im Spiel die Rolle der Mutter gegenüber einem Dritten, der seine eigene bisherige Rolle spielt, übernehmen. Es findet also ein echter Rollenwechsel statt. Er tritt nun an die Stelle der ursprünglichen *Identitätsmatrix* und erlaubt dem Kind, seine eigenen Rollen als Rollen unter möglichen anderen zu begreifen.

Diese Theorie ist, wie man sieht, nicht sonderlich originell. Durch ihre Verknüpfung mit dem Rollenbegriff vermag Moreno jedoch das imaginäre Wesen jener Handlungsreihe aufzuklären, durch die das Kind sein eigenes Ich entdeckt und im Rollenspiel verwirklicht.

Eine solche Sichtweise kann auch für das Verständnis von Begriffen wie Imagination, Projektion oder Identifikation von Nutzen sein.

Vor allem aber ist durch sie der Weg für die Anwendung des Psychodramas bei Kindern sowohl für therapeutische als auch für pädagogische Zwecke geebnet. Denn wenn das Rollenspiel ein entscheidender Faktor im normalen Konstitutionsprozeß der Persönlichkeit ist, stellt seine systematische Anwendung und

Weiterentwicklung im spontanen und erzieherischen Spiel nur eine Unterstützung des natürlichen Entwicklungsprozesses dar.
Das dramatische Spiel ist in diesem Sinn dem üblichen Spiel mit Puppen weit überlegen. Denn da eine Puppe keine Spontaneität besitzt, muß das Kind ihr gegenüber alle Rollen verkörpern. Es kann sich mit ihrer Hilfe nicht weiterentwickeln. «Die Technik des Hilfs-Ich» dagegen «bietet ihm Lernmöglichkeiten, über die das Puppenspiel nicht verfügt: nämlich die Erfahrung, daß es Grenzen der Liebe und des Hasses gibt». Durch ein vermehrtes Angebot an dramatischen Spielen hilft man dem Kind, sich in seinen sozialen Beziehungen zurechtzufinden. «Das Psychodrama muß beim Kind anfangen.» Bereits im Kindergarten sollte eine solche Methode eingeführt werden. Denn in dieser Vorbereitungsstufe auf die Erwachsenenwelt, in der dann Realität und Imagination, das Ich und der Andere unvermittelt nebeneinander existieren, muß Spontaneität im Rollenverhalten erst wieder erlernt werden. Im Gegensatz zu Rousseau und dessen Nachfolgern, Froebel und insbesondere Montessori, lehnt Moreno die Vorstellung von der Existenz einer natürlichen Spontaneität ab, die es nur zu befreien gelte. Worauf es ihm dagegen ankommt, ist, diese Spontaneität im schöpferischen Akt, das heißt in der Verwirklichung der psychodramatischen Rolle, zu entdekken.
Morenos Theorie des Psychodramas stellt also eine zusammenhängende Einheit dar. Dennoch gab es viele, die zwar von der Methode angetan waren, die Theorie jedoch verwarfen. Ein solcher Standpunkt ist durchaus zulässig, er ändert jedoch nichts daran, daß diese Methode von einem Mann ausgearbeitet wurde, der es für angebracht hielt, sie auf eine kohärente und originelle Theorie zu stützen; ob diese mehr von Bergson oder mehr von Mead beeinflußt ist, bleibt nebensächlich.

III. Psychodrama und Psychoanalyse

Hat man einmal die psychotherapeutische Anwendbarkeit des Psychodramas erkannt, so stellt sich die Frage nach seinen Beziehungen zur Psychoanalyse von selbst. Moreno begegnete Freud 1912 in der Psychiatrischen Klinik der Universität Wien. Auf die Frage nach seiner Arbeit soll Moreno geantwortet haben: «Nun, Herr Doktor, ich fange dort an, wo Sie aufhören. Sie begegnen den anderen im künstlichen Rahmen Ihres Arbeitszimmers, ich dagegen begegne ihnen auf der Straße oder bei ihnen zu Hause, in ihrer gewohnten Umgebung. Sie analysieren ihre Träume, ich dagegen ermutige sie weiterzuträumen. Ich bringe den Leuten bei, Gott zu spielen.» Auf dieses Treffen folgten Kontakte zu den Schülern Freuds, die Moreno in seinen Werken erwähnt, und vor allem eine zwar breite, aber oberflächliche Lektüre des Freudschen Werkes.

Es gibt wohl auf theoretischer Ebene keine psychoanalytische These, bei der Moreno nicht bemüht gewesen wäre, das Gegenteil zu vertreten. Er widerlegte diese Thesen, genauer: er vertrat die genau entgegengesetzte Meinung, zum Beispiel hinsichtlich der liegenden Körperhaltung, der Übertragung hinsichtlich der Traumdeutung und der Dynamik des Unbewußten.

In den für ihn typischen historischen und dialektischen Verkürzungen stellt die Psychoanalyse oft das zweite Stadium eines Evolutionsprozesses dar, dessen drittes und letztes Stadium immer durch das Psychodrama repräsentiert wird. Durch eine merkwürdige Wendung der Dinge verdanken wir die Einführung des Psychodramas in Frankreich hauptsächlich den Kinderanalytikern. Dies wird übrigens eindeutig belegt in dem Buch Anzieus, das die Geschichte des Psychodramas in Frankreich behandelt.

Auch die beiden theoretischen Arbeiten zum Psychodrama, die in Frankreich erschienen sind, verdanken wir Analytikern (D. Anzieu bzw. S. Lebovici, R. Diatkine und E. Kestemberg),

und man kann schon sagen, daß auch die meisten Praktiker des Psychodramas in Frankreich psychoanalytisch ausgerichtet sind.
In diesem Zusammenhang sollte noch erwähnt werden, daß Morenos prinzipielle Ablehnung der Psychoanalyse durchaus anfechtbar ist. Denn die Theorie des Psychodramas ersetzt die psychoanalytische Theorie nicht, sondern ergänzt sie. Die Theorie des Psychodramas beschreibt eine Reihe psychischer Effekte der dramatischen Improvisation und des Rollenspiels. Die Psychoanalyse dagegen schärft durch ihre symbolische Dimension unseren Blick für unbewußte Prozesse und lehrt uns die Handhabung der psychischen Manifestationen dieser Prozesse im intrapersonalen Bereich und in den inter-personalen Beziehungen.
Einer solchen eklektizistischen Fassung des Verhältnisses von Psychoanalyse und Psychodrama hat sich Moreno übrigens selber angeschlossen. Das psychoanalytische Psychodrama verbreitete sich als eine neue methodische Variante, als deren Bahnbrecher sich Moreno so darstellt: «Das analytische Psychodrama ist eine Synthese von Psychodrama und Psychoanalyse. Ich machte im Jahre 1944 den Vorschlag, das Psychodrama mit der psychoanalytischen Theorie zu verbinden und diese Verbindung ‹analytisches Psychodrama› zu nennen.»[8] In einem Antwortbrief an Lebovici schrieb er 1955: «Es gibt heute neben Psychodramatikern, die sich auf die Individualpsychologie stützen, analytische Psychodramatiker und analytische Gruppenpsychotherapeuten.»[9]
Anzieu hat die Theorie des analytischen Psychodramas treffend folgendermaßen resümiert: «Das dramatische Spiel auf der einen und die Gruppensituation auf der anderen Seite sind als spezifische Struktur zu verstehen, die nicht auf die sprachliche Ebene

[8] *J. L. Moreno,* Gruppenpsychotherapie und Psychodrama. Georg Thieme Verlag, Stuttgart 1959, S. 90.
[9] *J. L. Moreno,* Group psychotherapy, Bd. VIII, Nr. 2, S. 195.

reduziert werden kann, die die Beziehung Analytiker-Patient in der Individualanalyse konstituiert. Diese spezifische Struktur ist als die im eigentlichen Sinn psychodramatische zu betrachten, wie auch immer ihre Varianten aussehen mögen. Wir verdanken ihre Entdeckung dem Genie Morenos und sollten zu ihrer Kennzeichnung den Begriff des Psychodramas festhalten; die interpersonalen und gruppendynamischen Beziehungen im Innern dieser Struktur jedoch sind in psychoanalytischer Terminologie und nicht in der Sprache der Pädagogik der dramatischen Improvisation zu beschreiben» (A, 165).

Mit anderen Worten: Anzieu sieht in der dramatischen Improvisation und in den Gruppenphänomenen das Wesen des Psychodramas ... Die interpersonalen Beziehungen dagegen sollten psychoanalytisch interpretiert werden, ebenso sollte ein Maximum an Spontaneität bei der Themen- und Rollenwahl die Entsprechung zur freien Assoziation gewährleisten, die neutrale und nichtdirektive Haltung des Psychotherapeuten beachtet werden und die psychoanalytische Interpretationsweise sowie der psychoanalytische Umgang mit Symbolen genutzt werden. Trotz all dem kann man das Psychodrama nicht zu einer wirklichen Psychoanalyse machen. Denn die Interpretationen müssen während des Spiels und vor allem durch das Spiel gegeben werden, sie beziehen sich unter Umgehung der ontogenetischen Dimension auf die aktuelle Situation. Das eigentlich Originelle und Interessante am Werk Anzieus jedoch liegt in der Anwendung der Kategorien des «Imaginären» und des «Symbolischen» im Sinne Lacans[10]. Den Mythen, die im psychodramatischen Spiel zur Darstellung kommen, erweist sich das menschliche Leben als von einer symbolischen Ordnung bestimmt, deren Kenntnis das Kind, in den Rollen, die es übernimmt, unbewußt erwirbt.

Anzieu bleibt also, wie man sieht, dem Geist Morenos treu,

[10] *J. Lacan,* Le symbolique, l'imaginaire et le réel. Mitteilung an die Société française de Psychanalyse (unveröffentlicht).

denn er erkennt der Dramatisierung von Konflikten, der Katharsis, ihren vollen Stellenwert zu.
Auf der anderen Seite bewahrt er, durch die Aufrechterhaltung einer psychoanalytischen Einstellung, durch seine Beachtung der symbolischen Dimension und durch die Interpretation von Widerständen und Triebregungen, das Wesentliche der psychoanalytischen Methode.
Neben einer solchen Einstellung gibt es einen noch viel radikaleren Versuch, die Methode des Psychodramas auf die psychoanalytische Theorie zu reduzieren. Er ist in sehr überzeugender Weise von S. Lebovici, R. Diatkine und E. Kestemberg unternommen worden. Ihre Arbeit ist insofern von besonderem Interesse, als sie die Bilanz von zehn Jahren psychodramatischer Praxis darstellt, in deren Verlauf sich die Ansichten der Autoren zunehmend von einer anfänglich eklektizistischen Haltung zu einem strikt psychoanalytischen Standpunkt entwickelten.
Das Psychodrama ist für sie hauptsächlich als eine neue Ausdrucksweise für das Kind interessant; so verstanden setzt es die Marionettentechnik von M. Rambert fort und nähert sich den Techniken kollektiver Psychotherapie an.
Der theoretische Stellenwert der Gruppendynamik und des Wertes des dramatischen Spiels als Ausdrucksweise bleibt nun noch zu bestimmen. Die Theorie Morenos erscheint dafür jedoch unzureichend. Unzureichend erscheinen auch die Begriffe der Spontaneität, der Kreativität und der Katharsis, sowie der Versuch, im dramatischen Spiel die Realität zu transzendieren. «Es kam uns wesentlich darauf an, jene Therapie auf ein allgemeines und zureichendes Verständnis der kindlichen Psychopathologie zu gründen» – das heißt auf die psychoanalytische Theorie.
Das dramatische Spiel ist als Ausdrucksweise von einem sehr großen kommunikativen Wert, bei dem die psychoanalytische Interpretation ansetzen kann. Überdies kann seine Verwendung in der Gruppe die interpersonalen Beziehungen verstärken, was sich als fruchtbar erweisen wird.

In einem solchen Feld kann man tatsächlich eine psychoanalytische Therapie durchführen. Denn man findet die bekannten Widerstandsmechanismen. In der Darstellung der Rolle werden die Bilder, denen das Individuum nicht ausweichen kann, sichtbar; die symbolischen Verkörperungen haben den expressiven Gehalt von Phantasiegebilden. Das vorantreibende Moment der Behandlung liegt in den durch die Fiktivität des Spiels auferlegten Versagungen. Die Übertragungen verteilen sich auf den Gruppenleiter, die Hilfstherapeuten und auf die Gruppenmitglieder, und wie in jeder Behandlung zeigen sich Regressionserscheinungen. Man kann also auf diese Weise echte *psychodramatische Gruppenanalysen*, ja sogar individuelle *analytische Psychodramen* durchführen.
Eine derart radikale und durchdachte Reduktion des Psychodramas auf die psychoanalytische Theorie und Praxis erscheint um so interessanter, als sie zeigt, wie weit sich das theoretische Verständnis einer Methode von dem Verständnis entfernen kann, aus dem heraus sie ursprünglich entwickelt wurde.
Man könnte einwenden, daß sich die Psychodramatiker durch die Verkennung des praktischen Wertes der Katharsis und des Nutzens des symbolischen Spiels eines großen Teils seiner Wirkungs-, zumindest jedoch seiner Verständnismöglichkeiten beraubt haben.
Wenn die Rolle einerseits, soweit sie eine Ausdrucksmöglichkeit bedeutet, nicht auf ihre soziale Funktion reduziert werden kann, so kann sie andererseits ebensowenig auf ihren Gehalt als Phantasiegebilde, das heißt nach der Klein'schen Theorie, auf ihren Gehalt als Ausdruck unbewußter Triebwünsche beschränkt werden. Der Begriff der Rolle in der Theorie Morenos impliziert eine eigene Dimension des Ich – die der Imagination –, über die die Analytiker einmal genauer nachdenken sollten.
Außerdem ist es keineswegs sicher, daß die psychoanalytische Situation der psychodramatischen vollkommen vergleichbar ist. Die «Zersplitterung» der Übertragungsbeziehung auf die verschie-

denen Gruppenmitglieder nimmt ihr einen großen Teil ihrer Intensität.

Vor allem aber ist es schwierig, in der psychodramatischen Situation jene Atmosphäre der «weißen Leinwand» herzustellen, die Vorbedingung für die regressiven Wünsche ist, durch die das Individuum versucht, sich an den imaginären Anderen zu wenden, den es auf die Person des Analytikers projiziert. Zwischen dem frustrierenden Charakter der Fiktivität des Spiels und der konstitutiven Frustration der Analytiker-Patent-Beziehung besteht nur eine oberflächliche Analogie. Durch das Spiel nehmen die Psychotherapeuten eine imaginäre Beziehung zu den Kindern auf. Die Kluft zwischen ihrer imaginären Stellung und ihrer neutralen Stellung als Analytiker tut sich während des Spiels nicht auf. Um Frustrationen zu provozieren, sind die Therapeuten gezwungen, ihre Haltung während des Spiels zu ändern: durch negative und ablehnende Haltung oder, umgekehrt, durch Wohlwollen und Toleranz, durch Haltungen, die dem ursprünglichen Spielentwurf entgegengesetzt sind.

Es ist also schwierig, das Psychodrama der psychoanalytischen Technik vollkommen anzugleichen, aber es ist unumgänglich, sich dieser Konfrontation mit der Psychoanalyse zu unterziehen.

Dennoch ist das Psychodrama in vielen Ländern eine dem psychoanalytischen Denken vollkommen fremde Methode geblieben. Selbst in Frankreich lehnen manche eine Verbindung beider ab und beschränken sich auf die Rollentheorie und deren Anwendungsmöglichkeiten für die Psychopathologie.

Andere wiederum verbinden die Methode Morenos mit den gruppenpsychotherapeutischen Methoden der Richtung Slavsons.

Außer bei Doktrinären besteht jedoch kaum Interesse, sich der psychoanalytischen Methode systematisch zu verschließen, wenn es gilt, das theoretische Verständnis des Psychodramas zu vertiefen und seine Praxis vielfältiger zu gestalten.

Zweites Kapitel

DIE METHODE

Das Wesentliche des Psychodramas liegt darin, die Entfaltung der Improvisation zu gewährleisten; je nachdem, welche Mittel einem zur Verfügung stehen, welche Ziele man verfolgt und auf welche Theorie man sich stützt, kann das Psychodrama unter sehr verschiedenen Bedingungen durchgeführt werden.
Diese Varianten in der Durchführung können aber auch unter dem Gesichtspunkt ihrer bloßen Wirkung, das heißt unter Vernachlässigung ihrer eigentlichen Begründungen diskutiert werden. Sie verändern hauptsächlich den äußeren Rahmen, die Zusammenstellung der Gruppe und den Ablauf der Handlung.

I. Der äußere Rahmen

Der äußere Rahmen kann sehr bewußt gestaltet, aber auch den Zufällen der Improvisation überlassen werden.

a) Das Psychodrama *in situ* ist an keinen bestimmten Ort gebunden: es kann in einem Klassenzimmer, in einem Versammlungssaal, in den Räumen einer Privatwohnung oder auch in der gewohnten, alltäglichen Umgebung des Kindes stattfinden. Bei einem Streit in einer Gruppe, bei einer beleidigten oder wütenden Reaktion eines Familienmitgliedes kann es auf der Stelle eingreifen. Wir erkennen hier das methodische Merkmal des permanenten Theaters wieder: «Der Ort des Konfliktes ist identisch mit dem seiner theatralischen Darstellung.» Der Vorteil dieser Methode ist vor allem pädagogischer Art. Natürlich ist sie nicht überall anwendbar und setzt eine Vorbereitung des familiären und sozialen Milieus voraus.

b) Die *therapeutische Bühne* stellt das genaue Gegenteil des Psychodramas *in situ* dar. Sie ist ein aus ihrer Umgebung durch Vereinbarung hervorgehobener Ort. Nach Moreno steht sie nicht im Widerspruch zum permanenten Theater, sondern ergänzt es. Denn das permanente Theater stellt eine therapeutische Form dar, die schon einen gewissen Fortschritt, eine Verminderung der psychischen Hemmungen, voraussetzt, was einzig in dem künstlichen Rahmen des therapeutischen Theaters erreicht werden kann.

Moreno nennt folgende Grundsätze für die Gestaltung der Bühne:

– sie sollte rund sein;

– sie sollte außerdem Abstufungen in der Höhe enthalten, die der «psychologischen» Abstufung von größerer oder geringerer Spontaneität entsprechen, welche im dramatischen Spiel zum Ausdruck kommt.

Der Raum sollte also durch eine Reihe von konzentrisch angelegten Stufen aufgegliedert sein, die zur Mitte hin immer höher werden. Das mittlere und obere Plateau ist der Ort für die spontansten Handlungen. In der Praxis legt man meist drei solcher Stufen an. Zusätzlich kann man noch eine Art «Empore» anbringen, zu der man vom äußersten Rand der Bühne aus Zugang hat und die für die «erhabensten» dramatischen Darstellungen reserviert ist: für das «überindividuelle» Spiel, das Symbol der reinsten Kreativität.

Ein Modell einer solchen Anlage wurde 1924 in Wien auf der internationalen Ausstellung für neue Theatertechniken gezeigt. Es nahm die spätere therapeutische Bühne vorweg.

1936 erbaute Moreno in Beacon in den USA das erste psychodramatische Theater. Die Bühne nahm dort mehr als die Hälfte des ganzen Theatersaales ein. In der Folgezeit ist das Theater von Beacon in Washington und in New York nachgebaut worden, allerdings mit einigen Vereinfachungen, vor allem ohne Empore.

c) Zwischen den beiden Extremen, Psychodrama in situ und psychodramatisches Theater, liegen noch viele andere Möglichkeiten der äußeren Gestaltung des Psychodramas. In allen Fällen aber handelt es sich um einen gewöhnlichen Raum, ohne Ausschmückung, ohne Kostüme, ohne artifizielles Beiwerk irgendwelcher Art. Er sollte immer nur durchschnittlich groß sein: ist er zu weitläufig, begünstigt er die Flucht in Spielereien und Verhaltensweisen, die auf reine Motorik reduziert sind und ihren expressiven Gehalt verlieren; ist er zu klein, behindert er die Spontaneität und kann vor allem unerträgliche Spannungen hervorrufen, wenn das Spiel zu heftigen Emotionen führt.
Die Bühne kann auf einen Teil eines größeren Saals beschränkt sein, dann ähnelt sie dem therapeutischen Theater. Sie kann aber auch das gesamte Zimmer mit einbeziehen, dann nähert man sich dem Psychodrama in situ.
Im ersten Fall haben wir es also mit einem begrenzten, für die dramatische Handlung reservierten Ort zu tun. Die Teilnehmer versammeln sich zunächst im Saal selbst, wählen das Thema aus und verteilen die Rollen; dann begeben sich die Schauspieler auf die Bühne wie auf eine gewöhnliche Theaterbühne. Diese Bühne kann als Erhöhung real vorhanden sein, sie kann aber auch nur symbolisch angedeutet sein durch die Verteilung der Stühle um einen leeren oder nur das Notwendigste enthaltenden Platz. Der Vorteil eines solchen Arrangements liegt in der deutlichen Trennung zwischen den Gruppenaktivitäten, die der Aufführung vorausgehen, und der psychodramatischen Aufführung selbst. Die Privilegiertheit des Ortes geht auf die Handlung selbst über, und damit wird das Wesentliche des Psychodramas unterstrichen.

Eine solche Methode setzt natürlich einen relativ weitläufigen Raum voraus. Psychisch gehemmte Kinder allerdings können durch die Notwendigkeit, auf einer Bühne, selbst auf einer ganz gewöhnlich aussehenden, spielen zu müssen, eingeschüchtert werden; zudem nehmen bei dieser Methode die Gruppenmitglieder, die nicht mitspielen, nur sehr am Rande an der dramatischen Handlung teil.

Bei der anderen Methode kann sich die Improvisation im gesamten Raum, in dem sich die Gruppe befindet, abspielen; zwar ist auch dieser Raum in einer zuvor getroffenen Vereinbarung speziell für das Psychodrama reserviert und unterscheidet sich dadurch vom äußeren Rahmen des Psychodramas «in situ», aber es gibt eben keine Bühne im eigentlichen Sinn mehr. Man spielt dort, wo das Thema diskutiert wurde; dadurch sind alle Teilnehmer psychisch in das Spiel mit einbezogen.

Hat man nur einen kleinen Raum zur Verfügung, ist diese Methode die einzig praktikable. Sie hat überdies den Vorteil, den Zusammenhalt der Gruppe und die gemeinsame Teilnahme am Spiel zu unterstützen. Gehemmten Kindern erleichtert sie den Zugang. Allerdings wird dagegen durch das Fehlen eines hervorgehobenen Schauplatzes die Vermischung von kollektivem Spiel und allgemeiner Gruppenaktivität gefördert. Das Spiel wird hier mehr zu einem bloßen Moment der gesamten Sitzung, zu einer natürlichen Fortsetzung der vorhergehenden Unterhaltung auf anderer Ebene. Der Gruppencharakter des Spiels wird auf Kosten des eigentlichen Theateraspektes unterstrichen.

d) Die szenische Ausstattung sollte, gleich welche Bühnenform man gewählt hat, auf ein Minimum beschränkt sein. Ein oder zwei Tische und einige Stühle genügen vollauf. Eine zu reichliche oder zu realistische Bühnenausstattung verleitet die Kinder zu Spielereien mit dem Material, die immer zu Lasten der dramatischen Repräsentativität gehen. Gerade um dieser Situation zu entgehen, bringt ein Kind manchmal irgendein Spielzeug aus seiner Sammlung mit, das es dann während der Improvisation unbedingt verwenden will. Dies wird ihm dadurch erleichtert, daß die Themenwahl oft von einem solchen Spielzeug ausgeht. So etwas sollte man nicht akzeptieren, weil es, wie wir noch sehen werden, einen der häufigsten Widerstände der Kinder gegen das Psychodrama begünstigt. Um dem zuvorzukommen, kann man versuchen, dem Kind sein Verhalten durch Interpretation zu erklären, allerdings nur, wenn es möglich ist, ihm die tieferliegenden Gründe einsichtig zu machen. Ist dies nicht möglich, sollte man auf der Anwendung der Regel bestehen, um die Einfachheit des Materials, eine Voraussetzung seines symbolischen Wertes, zu gewährleisten.

II. Die Teilnehmer

Die Gruppe besteht aus einem oder mehreren Kindern, den Patienten, und einem oder mehreren Erwachsenen, die eine therapeutische Funktion erfüllen. Außerdem kann man die Anwesenheit von Zuschauern erwägen, die den Sitzungen aus Lerninteresse beiwohnen.

a) Das Psychodrama kann prinzipiell mit einem oder mehreren Kindern durchgeführt werden. Das individuelle Psychodrama ist vor allem dann indiziert, wenn es einem nur auf den Vorteil der dramatischen Ausdrucksform innerhalb einer der Einzelanalyse Erwachsener entsprechenden Therapie und weniger auf die therapeutische Wirkung der Gruppe ankommt. Ansonsten bringt die Versammlung mehrerer Kinder in einer Gruppe immer große Vorteile: Zeitersparnis, die sogenannten therapeutischen Effekte «in» und «durch die Gruppe», die Möglichkeit, jedes Kind in seinem Gruppenverhalten beobachten zu können und eine Erleichterung des Rollenspiels, weil das Kind sich nicht ganz allein vor lauter Erwachsenen dieser Aufgabe ausgesetzt fühlt.

Es sollten nur zwei bis vier Kinder, ausnahmsweise auch fünf, an einer Gruppe teilnehmen. Darüberhinaus wird eine Gruppe unbeweglich und die Teilnahme jedes einzelnen ungenügend. Die Erfahrung hat übrigens gezeigt, daß jede dramatische Handlung nur eine begrenzte Zahl von Darstellern zuläßt, die selten, abgesehen von den Statisten, fünf übersteigt.

Zudem sollte diese Gruppe von drei bis vier Kindern homogen sein. Homogen vor allem hinsichtlich des Alters, ein Altersunterschied von ungefähr einem Jahr stellt das Maximum des Tragbaren dar. Andernfalls gehen die emotionalen und kulturellen Interessen zu weit auseinander. Wichtiger noch als das reale Alter ist ein gemeinsamer emotionaler und kultureller Reifegrad, durch den die ausgewählten Themen eine vergleichbare Bedeutung für alle erhalten. Ein wichtiges Kriterium ist auch das Intelligenzalter. Wenn allerdings ein schwachsinniges Kind unter Kindern seines Alters nicht am rechten Platz ist, so wird es das noch weniger unter jüngeren Kindern sein. Das Beste ist es hier, die schwachsinnigen Kinder zu speziellen Gruppen zusammenzufassen, wobei auch hierbei größter Wert auf die Homogenität des realen und des Intelligenzalters zu legen ist.

Ab welchem Alter kann man das Psychodrama praktizieren? Man findet selten eine genaue Angabe zu diesem Punkt. Aus der Erfahrung kann man aber ungefähr zehn Jahre als untere Altersgrenze ansetzen. Normalerweise trennt man in Jungen- und Mädchengruppen. In Ausnahmefällen ist man manchmal von dieser Regel abgegangen, im allgemeinen aber sind gemischte Gruppen gefährlich. Sie können in der Pubertät die Hemmungen noch vergrößern. Und bei jüngeren Kindern laufen sie der strikten Geschlechtertrennung, die in diesem Alter üblich ist, zuwider. Untersucht man zum Beispiel die Einstellung von Knaben gegenüber weiblichen Therapeuten, so fällt auf, daß diese ständig inferiorisiert und häufig zum Objekt von Kastrationsphantasien

werden. Es leuchtet ein, daß solche Reaktionen nicht gerade von Vorteil für eventuell teilnehmende Mädchen sind.
Gleiches Alter und gleiches Geschlecht sind für die Homogenität der Gruppe noch nicht ausreichend. Es müssen noch tiefergreifende Affinitäten zwischen den einzelnen Mitgliedern hinzukommen, um den Zusammenhalt der Gruppe bei der Improvisation und die Gemeinsamkeit der Interessen bei den realen oder symbolischen Themen zu gewährleisten. Hierin liegt eine der schwierigsten Aufgaben für das Gelingen des Psychodramas.
Eine Möglichkeit der Gruppenbildung besteht darin, die Gruppen nach gleichen Symptomen zusammenzustellen, aber das ist nicht immer ganz einfach und bringt außerdem keine nennenswerten Vorteile. Denn entweder wissen die Kinder mit der Gleichheit der Symptome nicht besonders viel anzufangen, weil sie hauptsächlich auf die Verschiedenartigkeit der psychischen Strukturen und der darunterliegenden Konflikte reagieren, oder aber sie sind so auf die Gemeinsamkeit der Symptome fixiert, daß sie darüber die Vielheit der psychogenetischen Faktoren vernachlässigen. Letzteres ist nur dann von Interesse, wenn es einem auf die Durcharbeitung der sozialen Konsequenzen der Symptome ankommt und wenn man mit den Kindern die Reaktionen der Umwelt und ihre Antworten darauf analysieren will.
Die Zusammenstellung nach analogen psychischen Strukturen stellt eine weitere Möglichkeit dar, die aber weder von besonderem Nachteil noch von besonderem Vorteil ist. Interessanter ist dagegen die Ähnlichkeit der Familiensituationen. Denn aus diesen ergeben sich Themen, in denen vielfältige Möglichkeiten des Spiels und der Rollenverteilung und -gestaltung liegen. Dadurch können die Kinder, selbst wenn die emotionalen Beziehungen zu ihren Familien voneinander abweichen, viel über ihre gewohnten Einstellungen und Verhaltensweisen lernen.
Ein ebenfalls sehr ergiebiges Kriterium der Zusammenstellung ist die Analogie der Konfliktsituationen, die aber meist eine bloße Variante der analogen Familiensituationen darstellt.

Verschiedenheit der Symptome, der psychischen Strukturen, der Familiensituationen und der emotionalen Konflikte wird aber manchmal unumgänglich, um die Homogenität des Alters und der allgemeinen Reife aufrechtzuerhalten und ist keineswegs immer besonders nachteilig, sondern oft sogar von Vorteil. Eine «psychologisch» heterogene Gruppe kann sich ganz überraschend, und zwar in lebhaftester Weise, als durchaus kohärent erweisen. Gerade Gemeinsamkeiten verschiedener Natur können die Gruppenmitglieder untereinander binden. Ein Beispiel: Zwei Kinder in einer Gruppe sind beide die Ältesten unter ihren Geschwistern und haben damit entsprechende Anpassungsprobleme in der Familie; einer von beiden gleicht aber durch seinen aufsässigen Charakter mehr einem andern Kind, einem Einzelkind ... und so weiter. Die ersten beiden Kinder wählen im Laufe einer Sitzung ein Thema, das aus der Analogie ihrer Familiensituation herrührt, während bei der Rollenwahl eines von beiden, durch eine Charakteranalogie motiviert, sich Problemen zuwendet, welche auch das dritte Kind betreffen.
Oft kann eine stark kontrastierende Lebenssituation oder ein sehr verschiedener Charakter einem Kind, das bis dahin in seinen Raktionsweisen und persönlichen Konflikten verfangen war, im Kontext des therapeutischen Psychodramas einen neuen Weg erschließen.

b) In jeder Gruppe befinden sich neben den Kindern auch Therapeuten oder, wenn es sich um ein rein diagnostisches Psychodrama handelt, Personen, die das Spiel anregen. In diesem Punkt ist die methodische Verschiedenheit am größten. Zwei Grundsätze aber erscheinen in jedem Fall unerläßlich:
- Jede Gruppe braucht zumindest zwei Therapeuten, einer allein reicht nicht aus.
- Ein Therapeut hat hinsichtlich des Ablaufs der Sitzung eine leitende Funktion.
Wir werden noch sehen, daß man von diesen Regeln manchmal

Ausnahmen machen muß. Dennoch erlauben sie uns, zunächst einmal zwischen einem leitenden Therapeuten und den Hilfstherapeuten zu unterscheiden. Normalerweise kann der leitende Therapeut nicht allein für einen guten Verlauf der Sitzung sorgen. Denn wenn er als einziger Erwachsener unter den Kindern am Spiel teilnimmt, wird er oft als Zielscheibe für Aggressionen benutzt und in seiner Stellung «erniedrigt». Wenn er zu seiner Verteidigung versucht, sich hinter seinem Erwachsenenstatus zu verschanzen, isoliert er sich in der Position des Pädagogen von der Kindergruppe. Er kann es natürlich auch ganz unterlassen, am Spiel teilzunehmen und sich auf die Interpretation beschränken, dadurch wird das psychodramatische Spiel jedoch teilweise verfälscht. Deswegen stehen dem leitenden Therapeuten im allgemeinen noch andere Erwachsene, die sogenannten Hilfstherapeuten, zur Seite. Diesen gegenüber hat er eine leitende Funktion, er ist für den gesamten Ablauf der Sitzung verantwortlich, setzt den Anfang und das Ende fest und leitet die dramatische Improvisation ein. Bei einem therapeutischen Psychodrama ist er für die Behandlung verantwortlich, koordiniert das Verhalten der Hilfstherapeuten und achtet auf den richtigen Gang der Interpretationen, obwohl er für diese so weit wie möglich die Hilfstherapeuten heranzieht. Soll nun der leitende Therapeut am Spiel teilnehmen? Nach Moreno regt der Leiter das Spiel nur an, ohne persönlich mitzuspielen. Sollte er es für notwendig erachten, in das Spiel einzugreifen, so regt er einen Hilfstherapeuten zum Mitspielen an oder fordert einen von ihnen auf, in der und der Weise zu spielen. Lebovici hat für das Verhalten des leitenden Therapeuten ähnliche Regeln aufgestellt wie Moreno. Nach ihm ist er mehr Beobachter als Anreger, er greift ein, indem er entweder das Spiel der Hilfstherapeuten lenkt oder das der Kinder direkt interpretiert.

Hinter einer solchen «Privilegierung» der Situation des leitenden Therapeuten steht vor allem das praktische Interesse, die Übertragungsreaktionen in einem Punkt zu sammeln. Diese Konzentrierung der Übertragung auf den leitenden Therapeuten kann verwendet werden, um seinen suggestiven Einfluß auf die Kinder zu erhöhen und um die Spontaneität des Spiels «anzuwärmen» (Moreno) oder aber im Gegenteil um die psychodramatische Situation in eine psychoanalytische Richtung zu lenken (Lebovici).

In dem Maße, in dem der leitende Therapeut unmittelbar am Spiel teilnimmt, bleibt seine Funktion in der Nähe derjenigen der Hilfstherapeuten. Eine solche Position des leitenden Therapeuten erleichtert das Spiel der letzteren erheblich, denn dadurch wird gerade jene suggestive Macht des Sitzungsleiters vermindert und die übermäßige Konzentration der Übertragung auf ihn vermieden. Diese Übertragungen können eine so große Bedeutung erlangen, daß sie zu einem Hindernis für die freie Entfaltung der Improvisation werden.

Übrigens ist noch eine besondere Situation zu erwähnen, in der jene Funktion eines leitenden Therapeuten nicht aufrechtzuerhalten ist, und zwar die Situation, in der die Sitzung von einem einzelnen Therapeutenpaar geleitet wird. Aber auch dann muß einer der Therapeuten, offenbar der männliche, eine gewisse Vorrangstellung einnehmen, indem er Anfang und Ende der Sitzung festsetzt.

In der Terminologie Morenos werden die *Hilfstherapeuten «Hilfs-Iche»* genannt. Dieser Terminus soll eine ganz bestimmte psychologische Funktion ausdrücken, die aus der entwicklungspsychologischen Theorie Morenos verständlich wird. Ein Hilfs-Ich ist derjenige, der, in Analogie zu der Rolle, die die Mutter während der ersten Lebensmonate des Kindes spielt, einer Person hilft, ihre eigenen Rollen zu entdecken, und dies nicht nur durch spiegelbildliche Nachahmung, sondern durch den Aufforderungscharakter eines komplementären Spiels. Ein Beispiel: Jemand bemüht sich, die Beziehungen zu seinem Vater zu klären; in diesem Fall übernimmt das Hilfs-*Ich* die Rolle des Vaters und versucht diesen so real wie möglich darzustellen; er unterstützt

dadurch den Patienten beim Wiederfinden seiner natürlichen Rolle.
Auf der anderen Seite sind die Hilfstherapeuten ebenso Helfer des therapeutischen Leiters: Er kann sie dazu anhalten, das Spiel in diese oder jene Richtung zu lenken oder einem Kind eine bestimmte Eigenart seines Verhaltens zu interpretieren.
Die Anzahl der Hilfstherapeuten ist variabel. Es ist möglich, daß nur ein Hilfstherapeut den leitenden Therapeuten unterstützt. Dann handelt es sich um ein Therapeutenpaar, in der Praxis immer um ein Paar verschiedenen Geschlechts. Dieses Paar, Modell des elterlichen Paars, ist in der Gruppe quasi gleichberechtigt und nimmt entsprechend am Spiel teil.
Die Anwesenheit mehrerer Hilfstherapeuten impliziert dagegen wiederum eine Sonderstellung des leitenden Therapeuten. Meistens sind es zwei oder drei Helfer: ein Mann und zwei Frauen oder auch zwei Paare. Mehr Therapeuten sind für den Zusammenhalt der Gruppe von Nachteil. Denn dann bilden sie eher ein Auditorium als eine Therapeutengruppe.
Wir sehen also, daß man die Therapeutengruppe auf zweierlei Art strukturieren kann: entweder als eine streng hierarchisierte und differenzierte Gruppe mit einem Leiter und einer Gruppe von Hilfstherapeuten – oder als eine homogene Gruppe nach dem Modell des Elternpaares: als Therapeutenpaar.
Bei einer Entscheidung über die Anwendung der einen oder der anderen Methode sollten immer folgende Punkte berücksichtigt werden:
– Theoretische Überlegungen wie: Handhabung der Übertragungen, Gebrauch von Suggestion.
– Persönliche Voraussetzungen, da einige Therapeuten eine hierarchische, andere eine gleichberechtigte Dreier-Konstellation bevorzugen.
Bei der Wahl der Methode kann es also nicht darum gehen, die eine der anderen einfach vorzuziehen, sondern darum, nach ihren Implikationen hinsichtlich der Handhabung der Übertra-

gung und der Beziehungen zwischen den Therapeuten zu fragen.

c) Moreno unterscheidet in bezug auf das *Auditorium* zwischen einem *offenen Psychodrama,* bei dem die Teilnehmer aus allen sozialen Schichten und Lebensbereichen kommen, und einem *geschlossenen Psychodrama,* das nur in einer homogenen Gruppe stattfinden kann (Fabrik, Straße, Schule).
Im ersten Fall besteht das Auditorium aus regelrechten Zuschauern, im zweiten wird es von den Gruppenmitgliedern selbst gebildet. Bei Kindern kann man das Psychodrama vor einer Gruppe von anderen Kindern aufführen, im allgemeinen jedoch beschränken sich Kindergruppen auf die Patienten. In letzterem Fall kann das Auditorium nur aus Erwachsenen bestehen, die zum Zweck der Aus- oder Weiterbildung teilnehmen. Das ist zwar für die Behandlung selbst prinzipiell weder wünschenswert noch erforderlich, aber manchmal eben nicht zu vermeiden, weil das Psychodrama mit Kindern, wie wir noch sehen werden, eine ausgezeichnete Schule der Psychologie darstellt. Wenn es möglich ist, kann man auch einen Einwegspiegel benutzen, das könnte aber unter Umständen die Therapeuten in ihrer Arbeit stören. Außerdem wird man in den meisten Fällen doch vor dem Problem stehen, Zuschauer direkt im Spielsaal zuzulassen. Soll man sie dann streng von der Therapeutengruppe trennen? Die beste Lösung scheint es zu sein, die Zuschauer in verschiedenen Abständen von der Kindergruppe und der Psychotherapeutengruppe zu verteilen. Diejenigen, die der Gruppe am nächsten sitzen, haben dabei natürlich eine größere Chance, zum Mitspielen aufgefordert zu werden, als die weiter entfernt Sitzenden. Grundsätzlich aber können alle am Spiel teilnehmen. So gibt es keine eigentlichen Zuschauer mehr, sondern nur noch mehr oder weniger aktive, mehr oder weniger in die Gruppe einbezogene Teilnehmer. Die Kinder sind durchaus in der Lage, diese größere oder geringere räumliche Entfernung der Erwach-

senen als Ausdruck größerer oder geringerer Bereitschaft zum Spielen zu verstehen. Bei dieser Lösung fühlen sich Kinder und Zuschauer am wohlsten.
Natürlich ist es richtig, daß ein solches Arrangement einen genügend großen Raum voraussetzt. In einem kleinen Raum muß die Teilnehmerzahl zwangsläufig eingeschränkt werden. Denn wenn die Teilnehmer zu nahe beieinander sitzen, verschmelzen sie so sehr mit der therapeutischen Gruppe, daß die Kinder die Passivität ihrer Teilnahme nicht mehr wahrnehmen können.

III. Der Ablauf der Sitzung

Sind die Kinder und die Therapeuten versammelt und hat man sich auf einen Schauplatz geeinigt, so kann die dramatische Handlung beginnen. Zuvor aber muß die Gruppe noch ein Thema finden und die Rollen verteilen.

a) Die *Themenwahl* wird nur ausnahmsweise von den Erwachsenen vorgenommen. Im pädagogischen Psychodrama ist man allerdings manchmal genötigt, ein Thema vorzuschlagen, zum Beispiel, wenn ein Streit zwischen einigen Kindern ausbricht und man es für angebracht hält, ihn im Psychodrama darzustellen. Genauso kommt es vor, daß man bestimmte Themen zu diagnostischen Zwecken vorschlägt. So wird beispielsweise bei den Spontaneitätstests und den Rollenspieltests Morenos mit fertig ausgearbeiteten Szenarien gearbeitet.
Beim therapeutischen Psychodrama dagegen wird normalerweise kein Thema vorgeschlagen. Wenn sich die Gruppe als sehr gehemmt erweist, kann man schon einmal eine sehr vage und für weitere Ausmalung offene Geschichte vorschlagen, dennoch ist diese Methode nicht ungefährlich, da sie die Gruppe an eine

passive Haltung gewöhnen kann. Grundsätzlich aber ist die Improvisation des Themas Aufgabe der Kinder. Oft kommt der Vorschlag von einem Kind allein: dies geschieht häufig nach einigen Minuten des Wartens nur durch die Andeutung einer Gebärde, die man meist sofort mit ermutigenden Worten aufgreifen muß, damit das Kind sich bereit findet auszuführen, was es meinte. Die Gruppe kann das Thema mehr oder weniger zufrieden einfach hinnehmen, sie kann es aber auch diskutieren oder ablehnen. Die Gruppendynamik in diesem Augenblick ist äußerst interessant. Der Vorschlag kann deswegen abgelehnt werden, weil derjenige, der ihn gemacht hat, zu sehr am Rande der Gruppe steht oder weil das Thema zu «abweichend», das heißt zu reif oder zu kindlich für die gesamte Gruppe ist. Aus welchen Gründen aber wird umgekehrt ein Thema akzeptiert? Oft deshalb, weil die Annahme eines Themas die Kinder davon entbindet, selbst weiter zu suchen. Die Themenwahl ist übrigens ein sehr mühseliger Augenblick der Sitzung.

Ein vorgeschlagenes Thema kann aber manchmal auch auf echtes Interesse bei den Kindern stoßen, es kann lebhafte Resonanz finden. Die Ursache dafür kann zum Beispiel darin liegen, daß das Thema die Äußerung bestimmter Gruppeneinstellungen, wie etwa Aggressionen gegen einen Teilnehmer oder erstrebenswerte Identifikationen, erlaubt oder auch darin, daß das Thema unter den verschiedenen symbolischen Verkleidungen eine mythische Situation trifft, die alle ganz besonders mitreißt. Hat ein Thema einmal eine solche Resonanz gefunden, kommt es häufig vor, daß es in leicht abweichenden Formen über mehrere Sitzungen hinweg immer wieder auftaucht. Es kann dazu dienen, daß sich ein Kompromiß zwischen den verschiedenen Wünschen der Kinder herstellt. Außerdem weiß ein Kind, wenn es eine Variante eines solchen Themas vorschlägt, schon im voraus, daß es damit gut ankommen wird. Man sollte die Wiederholungstendenz, wenn sie zu übermächtig wird, nicht gerade ermutigen. Ein Themenwechsel aber muß von der Gruppe selbst ausgehen. Am ehesten ist in diesem Fall wohl eine neutrale und passive Haltung angebracht.

Das Thema kann gemeinsam diskutiert werden. Von dem Augenblick an, in dem ein Kind ein Thema vorgeschlagen hat, wird der Ablauf der Handlung durch die anderen noch oft modifiziert.

Häufig werden solche Abwandlungen schon bei der Rollenverteilung vorgenommen, um sie bestimmten Forderungen anzupassen, die dann plötzlich auftauchen. Bei größeren Kindern von ungefähr fünfzehn Jahren an kann man die Sitzung mit einer Gruppendiskussion beginnen lassen, die sich mit einem Gegenstand befaßt, der einen oder mehrere Teilnehmer interessiert. Aus einer solchen Diskussion kann sich dann durchaus ein spielbares Thema ergeben. Es wird allerdings selten von den Kindern selbst vorgeschlagen, sondern kommt meist von den Therapeuten. Lebovici bemerkt zu diesem Punkt sehr richtig, daß «die Geschichte, die sich ergibt, allgemein genug sein muß, um alle interessieren zu können, und konkret genug, um nichts an Bedeutungsgehalt einzubüßen. Hier kann der Spielleiter seine Fähigkeiten unter Beweis stellen» (L. 142).

In demselben Zusammenhang kann ein Kind auch ein persönliches Erlebnis oder irgendein Ereignis, von dem es sehr betroffen wurde, berichten und auf diese Weise ein für die Gruppe annehmbares Thema liefern.

Wenn die Kinder sich außerstande zeigen, irgendein Szenario zu entwerfen, kann man zu verschiedenen Mitteln greifen, um ihnen zu helfen. Man kann zum Beispiel, wie es Anzieu vorschlägt, alternative Möglichkeiten formulieren wie zum Beispiel: «Spielt sich das Ganze draußen oder drinnen ab? Handelt es sich um ein Tier, ein Kind oder einen Erwachsenen, einen Mann oder eine Frau?» Man kann die Kinder auch auffordern, sich außerhalb des Raumes ohne die Erwachsenen zu beraten und mit einem Themenvorschlag wieder hereinzukommen. Diese Methode führt fast immer zum Erfolg, hat aber den großen Nachteil,

daß die gesamte Gruppe in Kinder und Therapeuten gespalten wird. Außerdem entgeht uns dabei der Entstehungsprozeß des Themas und damit, vor allem bei häufiger Wiederholung dieses Kunstgriffs, ein wesentlicher Teil der Gruppendynamik. Gelegentlich aber verstärkt diese Methode den Zusammenhalt der Kindergruppe und das Gefühl, aktiv an der Sitzung teilnehmen zu müssen.
Für Moreno stellen sich diese Probleme nicht, da bei ihm der Leiter des Spiels das Thema festsetzt, natürlich mit Rücksicht auf die Interessen der Gruppe, aber ohne auf einen Vorschlag zu warten. Die Ablehnung einer solchen direktiven Einstellung durch fast alle französischen Psychodramatiker stellt übrigens eine der wichtigsten methodischen Abweichungen dar.

b) Die *Rollenverteilung* bringt ganz ähnliche Probleme mit sich. Die Theorie verbietet eine verbindliche Zuteilung der Rollen. In der Praxis ist es aber manchmal notwendig, in die Verteilung der Rollen einzugreifen, etwa die Verweigerung einer bestimmten Rolle durch ein Kind im Vorübergehen festzuhalten und zu betonen oder den zögernden Wunsch eines anderen Kindes, eine Rolle zu übernehmen, zu unterstützen. Auf alle Fälle aber sollte man so wenig wie möglich eingreifen, die Spontaneität der Gruppe sich so weit wie möglich entfalten lassen.
Nur selten vollzieht sich die Verteilung der Rollen spontan und kollektiv. Das ist eigentlich nur dann möglich, wenn es nicht mehr viel hinzuzufügen gibt und wenn die Rollen so bezeichnend sind, daß die Wahl des Interpreten für alle genügend klar wird. Häufig beansprucht das Kind, das ein Thema vorgeschlagen hat, zugleich auch eine bestimmte Rolle und skizziert die Verteilung der anderen. Wenn aber die Gruppe das Thema ohne größere Diskussion hingenommen hat, so fällt ihr das bei der «Rollenverteilung» schon schwerer. Zunächst deshalb, weil es auf der einen Seite angenehme und privilegierte Rollen gibt, wie zum Beispiel die eines Anführers, die eines jungen Helden, der einen älteren

und ungerechten Widersacher besiegt hat, oder die des guten Schülers und auf der anderen Seite dagegen die unangenehmen Rollen des Opfers, die Nebenrollen, die des glücklosen Kontrahenten oder dessen, der eine Schuld auf sich lädt, des Bösewichts, des schlechten Schülers oder des Verräters. Bei kleineren Kindern kann die Rollenverteilung zu wirklichen Konflikten führen. In dieser Situation ist es dann möglich, das Thema abzuwandeln, um alle auszusöhnen. Andernfalls kann die Gruppe sehr behindert werden, es können sich «Koalitionen» zur Verteilung der weniger attraktiv erscheinenden Rollen bilden. Manchmal muß man sogar das Los entscheiden lassen.

Die Rollenzuweisung an die Erwachsenen kann gleichermaßen problematisch werden. Die Therapeuten müssen sich hierbei völlig neutral verhalten; sie sollten ihre Rollen nur dann annehmen, wenn sie ihnen ausdrücklich und deutlich zugewiesen wurden, und sie sollten außerdem auf eine erneute Diskussion der Rollenverteilung gefaßt sein. Die Zuweisung von bestimmten Rollen an Erwachsene ist oft vorhersehbar, da viele Themen schon von vornherein eine solche Rollenaufteilung implizieren. Manchmal werden überhaupt keine Erwachsenen gewählt; die Kinder haben dann leicht ein unangenehmes Gefühl, obwohl darin keinerlei Nachteil liegt. Man kann übrigens auch nachträglich die Beteiligung eines Erwachsenen an einer bestimmten Stelle im Spiel beschließen. Umgekehrt kommt es vor allem bei jüngeren Kindern vor, daß die Kinder alle Rollen nur an Erwachsene vergeben wollen; dem nachzugeben ist immer gefährlich, da eine solche Position die Therapeutengruppe infantilisiert, ohne irgendeine interessante Entwicklung zu erlauben.

Am besten macht man es daher zur Regel, daß die Kinder ihre Rollen zuerst wählen müssen. Ein letztes Problem, das sich im Zusammenhang mit den Rollen ergibt, ist die Frage, ob alle Teilnehmer spielen sollen. Es kommt in der Tat vor, daß manche Kinder sich bemühen, allen eine Rolle zu geben. Das ist keineswegs wünschenswert, da eine zu große Zahl von Spielern den

Handlungsablauf nur blockiert und da außerdem, was uns ganz unerläßlich scheint, die symbolische Anwesenheit von einem oder mehreren Zuschauern den Repräsentationscharakter des dramatischen Spiels unterstreicht.

Moreno hat eine Reihe technischer Varianten für die Gestaltung des Themas und der Rollen vorgeschlagen, die auf recht direktiven Methoden beruhen, für die Kinder aber relativ nützlich sein können. Die *Selbstdarstellung* besteht darin, die eigenen Rollen und die Reaktionen der Umwelt auf sie zu spielen. Der Patient wird dabei aufgefordert, diese so detailliert wie möglich darzustellen und, wenn es nötig erscheint, die Darstellung zu wiederholen. Dabei steht es ihm frei, selbst jemanden unter den Hilfstherapeuten auszuwählen, der seiner Meinung nach am geeignetsten für den Gegenpart seiner Rolle ist.

Die *Traumdarstellung*, in der die eigenen geträumten Verhaltensweisen und die geträumter Partner dargestellt werden, ist von Jugendlichen wenig geschätzt und im übrigen äußerst strittig. Denn bei dieser Methode gerät die Symbolik des Traums zu einer Pseudorealität, sie wird faktisch objektiviert und verliert dabei ihren symbolischen Gehalt.

c) Die Festsetzung des Themas sollte sich prinzipiell so spontan wie möglich vollziehen. Dagegen ist es manchmal durchaus angebracht, wenn die dramatische Improvisation schon begonnen hat, während der Sitzung in den *Verlauf des Spieles* einzugreifen.

Bei diesem hält sich die Gruppe übrigens keineswegs immer an das anfänglich ausgemachte Thema. So kann zum Beispiel einer der Darsteller die Richtung der Handlung durch sein Spiel abändern. Oft läßt sich auch die gesamte Gruppe zu einer Abwandlung der Improvisation hinreißen, die ihren aktuellen Bedürfnissen gerechter wird.

Der Psychodramatiker läßt sich natürlich in seinen Eingriffen von ganz anderen Gesichtspunkten leiten. Um etwa eine Beson-

derheit des Spiels oder einer Rolle hervorzuheben oder um den Abstand zwischen der vorgeschlagenen und der realisierten Rolle aufzuzeigen, bezieht er sich mehr auf den formalen Rahmen des Spiels als auf den Inhalt des Themas.
Der *Rollenwechsel* stellt die allgemeinste Methode des Eingreifens dar. Er geht folgendermaßen vor sich: nachdem eine Szene mit zwei oder mehreren Darstellern abgelaufen ist, bittet man zwei von ihnen, ihre Rollen auszutauschen und die Szene noch einmal zu wiederholen. Dabei kann einer der Darsteller ein Therapeut gewesen sein, der Rollenwechsel jedoch zwei Kinder betreffen.
Diese Methode wird um so interessanter, je deutlicher sich die beiden Rollen voneinander unterscheiden, sei es weil sie sich im Gegensatz zueinander befinden (Konflikt), sei es weil sie sich ergänzen.
Ihr wichtigster Vorteil liegt darin, die Eigenart des Rollenspiels zu betonen und zu verdeutlichen, worin es sich von einer einfachen Selbstdarstellung im Spiel unterscheidet und welche Möglichkeiten der affektiven Disposition für einen selbst bestehen. Auf diagnostischer Ebene ermöglicht sie zu zeigen, wieviel an Zwang und Stereotypie in der Erfüllung von Rollenanforderungen liegen kann, aber auch welche Fähigkeiten die Person besitzt; sie ermöglicht es, die Verschiedenartigkeit der Rollen und die hinter ihnen liegenden tieferen Motive zu erkennen.
Der therapeutische Gewinn des Rollenwechsels liegt in der Entdeckung, wie schwer es fallen kann, antagonistische oder komplementäre Rollen zu spielen. Das Kind wird sich seiner bevorzugten Rollen sowie der Gründe für die Ablehnung der einen oder anderen Rolle bewußt. Ist es in einem bestimmten Rollenverhalten gefangen, so kann es einsehen, daß die entgegengesetzte Rolle ebenso spielbar ist. Diese Methode ist besonders interessant für die Lösung von Konflikten. Zunächst läßt man das Kind dabei seine eigenen Rollen spielen, dann fordert man es zur Darstellung der gegnerischen Rolle auf, während ein Therapeut

die Stelle des Kindes einnimmt. Lebovici betont, daß der Rollenwechsel dem Kind die Erfahrung ermöglicht, daß derjenige, der seine Rolle spielt, von der gegnerischen Aggression nicht zerstört wird. Für Anzieu ist es wichtig, daß diese Umkehrung der Rollen «dem Kind erlaubt, die Situation vom Standpunkt des Anderen aus zu sehen und zu erforschen, mit einer zuvor ungeahnten Deutlichkeit zu erkennen, wie sehr die Rolle des Anderen die eigene ergänzt und damit neue Verhaltensweisen zu entwikkeln, die es ihm erleichtern, mit einer Situation fertig zu werden, beziehungsweise aus ihr herauszukommen». Anzieu fährt fort, daß seiner Meinung nach die Umkehrung der Rollen nur dann einen Sinn hat, wenn sie nicht auferlegt wird. Das Beispiel, das er dazu anführt, bestätigt in der Tat die große Bedeutung eines spontanen Wechsels. Diese Meinung ist vielleicht etwas übertrieben, da zweifellos auch der absichtlich herbeigeführte Rollenwechsel eine interessante Methode darstellt. Allerdings verleiten die leichte Handhabung und die Reichhaltigkeit der Informationen, die sie einbringt, möglicherweise zu einem allzu ausgiebigen Gebrauch.

In der *Spiegelmethode* wird die Rolle einer Person durch eine andere, meist ein Hilfstherapeut, darstellt, der ihr vor Augen führt, wie sie sich in ihren verschiedenen Lebensbereichen verält. Die Funktionsweise des Spiegelns kann dem Kind zu einer objektiveren Sichtweise seiner eigenen Rollen und Haltungen verhelfen. Durch aufeinanderfolgende Improvisationen derselben Szene kann man einem Kind übrigens auch sein eigenes Verhalten nacheinander von verschiedenen Schauspielern dargestellt vorführen. Kann man nun sagen, daß ein Kind dabei das Abbild seiner Verhaltensweisen, sein eigenes Bild, wie in einem Spiegel entdeckt? Um so etwas zu erreichen, wäre es erforderlich, daß die verschiedenen Darsteller zu einer vollkommenen Übereinstimmung ihres Spiels gelangen. Da dies unmöglich ist, müssen wir die Vorzüge der Spiegelmethode wohl anderswo suchen. Was zählt, ist nicht so sehr die Genauigkeit der Darstellung, sondern das Bemühen der Gruppe, an der Rolle des Kindes teilzuhaben. Dadurch werden seine Verhaltensweisen, die ihm zuvor unmittelbar mit seiner eigenen Lebensgeschichte, seinen Wünschen und momentanen Interessen verknüpft schienen, zu einem Gegenstand, der von anderen Personen mit einer anderen Geschichte und mit anderen Interessen untersucht und angeeignet wird.

Auf diese Weise wird die imaginäre Dimension des Rollenspiels noch einmal unterstrichen.

Die Verwendung eines *Doppelgängers* ist der eben beschriebenen Methode ähnlich. Hierbei wird während des Spiels selbst einem Darsteller ein Hilfstherapeut zur Seite gestellt, der dieselbe Rolle spielt und so oft wie möglich versucht, die Absichten des Darstellers durch ein besonders akzentuiertes Spiel hervorzuheben. Ein Beispiel: das Spiel verlangt von einem Patienten in einem bestimmten Stadium aggressives Verhalten, zu dem er aber nicht recht in der Lage ist. Er spielt dann seine Rolle weiter, aber neben ihm entwickelt der therapeutische Darsteller die aggressive Dimension seiner Rolle so weit, wie es das Spiel erfordert. Diese Methode ist natürlich nicht ganz ungefährlich, da der Doppelgänger dabei riskiert, suggestiv auf den Darsteller zu wirken.

Man kann dem Doppelgänger auch eine weniger direktive Funktion zuweisen, indem man ihn nur eine die Intentionen der Person unterstützende Rolle spielen läßt, während sie letztlich für die Rolle verantwortlich bleibt. Oder wie es Anzieu ausdrückt: «Der Doppelgänger kommt einer Ermutigung und Zustimmung gleich», er erlaubt dem Kind, seine Rolle mit größerer Sicherheit zu spielen.

Der Doppelgänger kann sich auch bemühen, mit dem Patienten einen Dialog zu führen, der sich normalerweise nur in dessen Innerem abspielt. So kann er sich beispielsweise zwischen dem Wunsch, eine vom Thema vorgeschriebene Führungsposition einzunehmen, und der Furcht, den anderen zu mißfallen, hin und her gerissen fühlen. Der Doppelgänger handelt jetzt nicht an

Stelle des Patienten in dem einen oder anderen Sinn, er kann ihn aber sozusagen als Interessenvertreter einer der beiden Intentionen zu einer Stellungnahme herausfordern und damit in einer ablaufenden Handlung einen Dialog in Gang bringen, der sich normalerweise nur im Innern des Patienten abspielt.

Die Technik des *Selbstgesprächs* verfolgt eine ähnliche Absicht. Der Patient muß hier seine eigenen Gefühle, seine innere Debatte während der Handlung laut artikulieren, so als ob er ein Abseitsgespräch mit den Zuschauern führe. Diese Methode ist nicht immer durchführbar, da sie eine gewisse Selbstverständlichkeit, sich im Spiel zu bewegen, und eine recht gute Ausdrucksfähigkeit voraussetzt. Sie ist gut anwendbar bei Heranwachsenden, denen sie ermöglicht, eine gewisse Distanz zu sich selbst herzustellen. Ferner gibt es noch die Technik des doppelten Selbstgesprächs. Dabei wenden sich die Personen abwechselnd an die Zuschauer und im normalen Gespräch an ihre Partner. Der eine Partner darf, obwohl er den Monolog des anderen natürlich genau mitbekommt, immer nur auf das antworten, was, direkt an ihn gewandt, geäußert wurde, ohne auf das, was er im Monolog hörte, einzugehen. Die Vorteile einer solchen Methode liegen auf der Hand, leider ist sie aber in der Anwendung sehr schwierig. Man sollte deswegen dem Heranwachsenden einen Hilfstherapeuten zur Seite geben, der mit dem Patienten auf zwei Ebenen in Beziehung treten kann. Diese Techniken des Selbstgesprächs sind natürlich undurchführbar mit Personen, die entweder völlig in ihrer Rolle aufgehen oder sie nicht bewältigen. Denn «man kann nur mit dem Teil seines Ich ein Selbstgespräch führen, der von der Rolle unberührt bleibt».

Der Rollenwechsel, die Methoden des Doppelgängers, des Spiegels und des Selbstgesprächs erschließen alle neuen Ausdrucksbereiche im Rahmen eines gegebenen Themas. Von einigen Ausnahmen abgesehen, schränken sie im allgemeinen die Spontaneität des Spiels nicht ein. Das gilt nicht für andere Methoden, die in viel direkterer Weise auch auf den Inhalt des dramatischen

Spiels einwirken. Zu diesen zählen wir die *Interpretation im Spiel,* die entweder von einem nur zuschauenden Therapeuten ausgeht oder von einem Therapeuten, der zwar am Spiel teilnimmt, aber gewissermaßen aus seiner Rolle heraustritt, um sich an ein Kind zu wenden. Der Inhalt der Interpretationen kann stark variieren: Es kann sich um die Interpretation unbewußter Motive oder um die Verbindung eines gegenwärtigen Verhaltens mit vergangenem handeln, das entweder aus der Lebensgeschichte des Kindes oder der Sitzung selbst stammt. So kann man sich an ein Kind wenden, um es darauf aufmerksam zu machen, wie weit sich sein Spiel entweder von der festgelegten Rolle, von seiner gewohnten Reaktionsweise oder von seinen eigentlichen Bestrebungen entfernt hat. Oder man kann eine bestimmte Haltung bei ihm provozieren, die die Rolle erfordert, gegen die es aber Widerstände zu haben scheint.

Diese verschiedenen Methoden sind nur von minimalem diagnostischen Interesse; sie gehören im eigentlichen Sinn zum therapeutischen Psychodrama, wo sie übrigens auf gewichtige Einwände stoßen.

Interpretierende Eingriffe lassen sich in das Rollenspiel selbst einfügen. So kann sich zum Beispiel einer der Darsteller, innerhalb des vom Thema bestimmten Dialogs und ohne den fiktiven Bereich des dramatischen Spiels zu verlassen, mit einer Bemerkung an ein Kind wenden, die es zugleich jenseits der Rolle als Person anspricht.

Eine letzte Methode, die im Zusammenhang mit der vorhergehenden erwähnt werden sollte, ist die der *Rollenkorrektur.* Ein Beispiel hierzu: Das Szenario bestimmt einen Therapeuten dazu, einen besonders rigiden und verständnislosen Elternteil darzustellen, auf den das Kind erfolgreich mit Aggressionen reagieren soll. Der zu dieser Rolle ausersehene Therapeut kann, aus ganz bestimmten Gründen, die ihm zugedachte Rolle abändern; er kann einen verständnisvollen Erwachsenen spielen und damit das Kind zur Improvisation von Verhaltensweisen bringen, auf die es nicht vorbereitet war. Diese Methode ist interessant für die Diagnostik. Man kann sie sogar systematisch und geplant bei «Spontaneitätstests» nach dem Vorbild Morenos anwenden. Welche Einwände man gegen ihre Anwendung auf therapeutischer Ebene erheben kann, werden wir noch sehen.

Wir haben nun die für unsere Arbeit mit dem Psychodrama wichtigsten Vorgehensweisen geschildert. Aber gerade deren Vielfältigkeit bringt einige methodische Schwierigkeiten mit sich. Moreno selbst ist dabei den anderen Kinderspychotherapeuten in seinem freizügigen Umgang mit der Methode nur vorausgeeilt, denn er hat die Vorgehensweisen beachtlich vermehrt und daraus geradezu ein eklektizistisches Prinzip gemacht.

Man kann sich zu dieser Freizügigkeit, die den Praktikern gelassen wird, eigentlich beglückwünschen. Denn sie ist ganz gewiß ein Grund dafür, daß das Psychodrama von Therapeuten so verschiedener Ausrichtung und unter so verschiedenen konkreten Bedingungen angewandt werden kann. Und dies um so mehr, als es möglich ist, bei jeder Variante ihre Konsequenzen für den Verlauf der Sitzung vorherzusehen und ihre Wirkungen hinsichtlich des Ziels, das man sich gesetzt hat, abzuschätzen.

Man könnte nun die verschiedenen Verfahrensweisen für die Erforschung des kindlichen Gefühlslebens, für die Psychotherapie und für pädagogische Absichten systematisieren.

Dennoch läuft man mit dieser Freizügigkeit Gefahr, die Einheit des Prinzips, von dem man in allen Fällen ausgegangen war, aus dem Blick zu verlieren.

Bei den Einzeltherapien psychoanalytischer Ausrichtung besteht diese Gefahr deswegen nicht, weil es einen genauen Bezugsrahmen, die klassische psychoanalytische Behandlung, gibt. Seit sie von Freud schrittweise aufgebaut worden ist, hat sie immer die Anhaltspunkte geliefert und liefert sie immer noch, die es ermöglichen, den Sinn der Abänderungen, die man einführen will, zu bestimmen.

Im Gegensatz zu Freud hat Moreno den Bereich des Psychodramas immer mehr erweitert, ohne daß er ihm die Einheitlichkeit erhalten wollte oder konnte, die das Psychodrama zu einer typischen Behandlungsform hätte machen können.

Bei medizinischen Therapien oder Forschungen stellt sich dieses Problem nicht, weil man dort im allgemeinen besser über die Wirkungsweise der therapeutischen oder wissenschaftlichen Eingriffe informiert ist.

Denn der Organismus stellt einen fest umrissenen biologischen Gegenstand dar, bei dem Eingriffe der Therapie oder der Forschung einheitliche Variablen sind, deren Wirkungen relativ leicht beurteilt, zumindest eingegrenzt werden können. Bei den psychologischen Behandlungsverfahren und ihrer Anwendung für die Forschung sind die Zusammenhänge komplexer und ihre Elemente nur sehr schwer genau zu bestimmen. Die hier zum Ziel gesetzten Aufgaben und die Art und Weise, in der diese Zielsetzung formuliert ist, die Teilnahme eines Beobachters oder eines Therapeuten oder *a fortiori* einer Gruppe von Beobachtern oder Therapeuten, sind Voraussetzungen, die einer exakten Analyse zuwiderlaufen.

Die Freud'sche Methode dagegen besteht genau darin, ein bestimmtes interpersonales Feld mit der Rigorosität aufrechtzuerhalten, die erforderlich ist, um das fortschreitende Verstehen der psychischen Phänomene zu ermöglichen, die sich in ihm zeigen. Führt man eine Änderung durch, so ist es relativ leicht, ihre Wirkungen zu bestimmen.

Warum hat sich die psychodramatische Methode diesen Weg verschlossen? Sicherlich ist dabei die Persönlichkeit ihres Begründers nicht ohne Bedeutung. Die Spontaneitäts- und Rollentests kommen diesem methodischen Bedürfnis teilweise entgegen, aber eben nur in einem begrenzten Bereich des Psychodramas. Neue methodische Varianten des Psychodramas können so, da kein typisches

Behandlungsverfahren als Bezugsrahmen zur Verfügung steht, nur dadurch entwickelt werden, daß man sich auf genau das stützt, was als das Wesentliche des Psychodramas definiert worden ist: auf die dramatische Improvisation und auf das psychologische Feld, das sie absteckt.

Drittes Kapitel

DAS PSYCHODRAMATISCHE FELD

Das Verhalten des Einzelnen im Verlauf einer psychodramatischen Sitzung wird von vielen Faktoren bestimmt. Äußere Faktoren ergeben sich aus der psychodramatischen Situation und aus dem Einfluß der Gruppe; innere Faktoren liegen in der Persönlichkeit des Betreffenden selbst.

Nach Kurt Lewin bilden alle Sachverhalte, die in einem gegebenen Augenblick für ein Individuum oder für eine Gruppe bestehen, ein *psychologisches Feld,* das in Anlehnung an den physikalischen Begriff des Feldes zu verstehen ist. In einem solchen Feld wird das Verhalten des Einzelnen oder der Gruppe ganz wie in einem physikalischen Feld von der jeweiligen Verteilung der Kräfte bestimmt.

Das psychodramatische Feld wird also nicht nur von den Variablen der Teilnehmerpersönlichkeiten und des methodischen Vorgehens bestimmt, sondern darüberhinaus von einer Reihe von Konstanten, die den Bezugsrahmen für die Situation abgeben. Diese Konstanten ergeben sich aus der dramatischen Improvisation und ihren Gesetzmäßigkeiten, aus der Wirkungsweise des Rollenspiels und der Gruppendynamik.

I. Die Gesetze der dramatischen Improvisation

Das Kind stellt auf der psychodramatischen Bühne eine Handlung, ein «Drama» dar. Es kann dieses zwar völlig frei erfinden, aber selbst in diesem Fall greift es in seiner Themenwahl auf

die mehr oder minder abgewandelte Realität seiner alltäglichen Erfahrung oder auf den anekdotischen Fundus zurück, den Kinder sich aus Geschichten, Büchern, Film und Fernsehen schaffen.
Läßt sich das Kind in seiner Themenwahl durch eine allgemein bekannte, geläufige Phantasievorstellung leiten, so spricht diese Wahl für eine gewisse ursprüngliche Anziehungskraft dieses Themenkreises, der offenbar mit seinen Wünschen und Phantasien übereinstimmt.
Bezieht sich das Thema dagegen auf eine vergangene oder gegenwärtige Erfahrung des Kindes, zum Beispiel auf die Familiensituation, so liegt der Akzent mehr auf der Repräsentation, auf der Wiederholung. Das Kind begegnet auf der psychodramatischen Bühne dann einer vergangenen, schon einmal, vielleicht gestern oder viel früher, ausgeführten Handlung wieder. Man könnte also zwischen imaginären Themen, die sich mit den Wünschen des Kindes und realistischen Themen, die sich mit seiner Vergangenheit befassen, unterscheiden. Aber eine solche Unterscheidung wäre künstlich, denn jede im Psychodrama aufgeführte Handlung birgt Momente aller vergangenen Handlungen in sich. Das psychodramatische Spiel kann sich der Lebensgeschichte des Kindes und dessen motivierender Kraft in keiner Weise entziehen.
Wenn das Kind glaubt, eine solche Situation, die es tatsächlich erlebte, einfach zu wiederholen, hat diese Verdoppelung des Verhaltens außerhalb des natürlichen Rahmens immer etwas Künstliches. Die Repräsentation ist immer zugleich Schöpfung, partielle Aufhebung der Zeit, Parenthese in der Kette der natürlichen Verhaltensakte.
Diese Zwiespältigkeit ist dem Psychodrama wesentlich. Sie führt genau auf die doppelte Problematik des Verhältnisses von Psychodrama und Spiel einerseits und Psychodrama und «realem Leben» andererseits.

a) Psychodrama und Spiel

Kann man sagen, daß das Kind im Psychodrama spielt, so wie es Indianer oder Cowboy, Vater oder Mutter spielt? Ist das Psychodrama jenen Spielen vergleichbar, bei denen das Kind in einer fiktiven Situation lebt, um dort seine Aggressionen und sein Dominanzstreben auszuleben oder um sein Bedürfnis nach sozialer Kommunikation, nach der Teilnahme am Leben eines Stammes, einer Mannschaft, einer imaginären Familie auszudrücken, das heißt um bestimmte libidinöse Tendenzen zu verwirklichen?

Die Arbeiten von S. Lebovici, R. Diatkine und E. Kestemberg zeigen uns, wie es zu der Auffassung vom Psychodrama als einer neuen Form spielerischen Ausdrucks neben anderen Kinderspielen, die für die Kinderanalyse nutzbar gemacht wurden, kommen konnte. Die Gleichstellung von Psychodrama und Spiel wird noch verstärkt durch Begriffe wie dramatisches Spiel oder theatralisches Spiel. Man kann zwar sagen, daß das Kind seine eigene Rolle, die des Wolfes oder des Fanfan la Tulipe spielt, so wie ein Schauspieler den Horatio oder Hamlet spielt. Aber es ist eben doch nicht dasselbe, Cowboy und Horatius zu spielen.

Hier laufen wir Gefahr, uns von der Doppeldeutigkeit des Wortes «Spiel» irreführen zu lassen. Denn das psychodramatische Spiel unterscheidet sich von dem üblichen imaginären Kinderspiel. Das folgende Beispiel wird uns diesen Unterschied klarmachen: In einer Gruppe von elf- bis zwölfjährigen Kindern behandelt das Thema eine Episode aus den Abenteuern des *Grafen von Monte Cristo*. Auf einem Schiff stirbt der Kapitän. Von seinen beiden Deckoffizieren übernimmt der stets Besoffene und Unfähige das Kommando, während der andere, treu und ernsthaft, gefangengesetzt wird. Das schlecht gesteuerte Schiff sinkt. Die Rollenverteilung: drei Kinder spielen die Mannschaft, der leitende Therapeut den Kapitän, der stirbt. Eines der Kinder – es hat das Thema vorgeschlagen – stellt den «guten» Offizier dar, ein Hilfstherapeut den schlechten.

Sobald das Thema feststeht und die Rollen verteilt sind, stürzen sich die Kinder auf die Stühle, um ein Schiff zu bauen. Eines setzt sich an den «Bug» und ahmt mit den Lippen das Motorengeräusch nach, mit den Händen mimt es die Führung des Steuers; ein anderes setzt sich ans «Heck» und hält das Ruder, wobei es ebenso vorgibt, das Schiff zu lenken. Ein drittes, etwas schüchternes Kind klettert auf die Stühle und beschreibt Landschaften und Gefahren in Sicht, worum sich aber niemand kümmert.
Nachdem der «gute» Deckoffizier sich vergebens um den Gehorsam der Mannschaft bemüht hat, gibt er auf und vergnügt sich damit, den Erwachsenen, der die Rolle des schlechten Offiziers spielt, zu verspotten und zu beschimpfen. So läuft das Spiel ungefähr zehn Minuten in völlig anarchischer Weise weiter. Niemand kümmert sich um den Tod des Kapitäns oder um dessen Nachfolge (Rollen, die von Erwachsenen gespielt werden). Jedes Kind spielt für sich allein und mit lebhaftem Vergnügen «das Schiff lenken». Ein Beobachter macht auf die Abweichung vom Thema aufmerksam. Eines der Kinder verkündet daraufhin, daß das Schiff leck sei, worauf sich die anderen lachend und schreiend davonmachen. Gleich danach nehmen sie ihre Plätze aber wieder ein und erklären, sie wollten «noch einmal Schiff spielen».
Dieses Beispiel zeigt uns den Unterschied, der darin liegt, die *Rolle eines Seemanns* oder *Seemann* zu spielen. In dem Beispiel wird die Situation als Rahmen aufgefaßt, innerhalb dessen jeder seinen momentanen Phantasien freien Lauf lassen kann. Die Gruppe hat jeden Zusammenhalt verloren, die einzigen überdauernden Beziehungen sind rivalisierender oder aggressiver Art; daneben bildet sich noch eine vorübergehende und labile Koalition einer Untergruppe gegen eines oder mehrere der Kinder.
Nichts mehr außer dem sehr vagen Rahmen der Situation hält die Gruppe zusammen. In ähnlichen Fällen führt die spontane Entwicklung übrigens sogar zur Sprengung dieses Rahmens. Ein Kind kann zum Beispiel vorschlagen, aus dem Schiff ein Flugzeug zu machen. Oder es können Konflikte auftauchen, die durch

die Zersplitterung der Gruppe sehr schnell beendet werden. Erst etwas später gelingt es dann, die Kinder durch ein neues Thema erneut für einige Zeit zusammenzuführen. Im Gegensatz zu diesem allgemeinen Prozeß der Gruppenentwicklung beim imaginären Spiel steht nun der Zusammenhalt der psychodramatischen Gruppe.

In dem aufgeführten Beispiel sind die Gründe, die die Gruppe zur Abschweifung vom Thema verleiten, nur allzu deutlich. Normalerweise wird der Zusammenhalt der Gruppe durch die Beachtung des Themas und der Rollen aufrechterhalten.

Das Unterscheidungskriterium zwischen den beiden Spielarten liegt in dem Bemühen des psychodramatischen Spiels um «Repräsentativität». Denn hier geht es darum, eine Handlung mimisch darzustellen, sie mit Bedeutung zu erfüllen; das dabei empfundene Vergnügen bleibt dem expressiven Bemühen untergeordnet. Allerdings erscheint der Unterschied verschwindend, wenn man die imaginären Gruppen- oder Einzelspiele beobachtet, in denen das Kind sich ebenfalls durchaus bemüht, seinem erfundenen Verhalten eine Bedeutung zu verleihen[11]. Es wird versucht, im Spiel einen Zug oder die Arbeit des Hufschmieds nachzuahmen; dies vor allem, genaugenommen, bei den fünf- bis zehnjährigen Kindern. Bei diesen Spielen ist jedoch die Imitation Selbstzweck, während im psychodramatischen Spiel das Ziel, das man mit der dramatischen Darstellung erreichen will, über die Imitation hinausweist. Die Nähe zum gewählten Thema und die Einhaltung einer bestimmten dramatischen Abfolge sind Merkmale des Psychodramas. Im imaginären oder im Imitationsspiel ist nur die allgemeine Situation festgesetzt, die Handlung selbst ergibt sich aus der reinen spielerischen Improvisation. Im Psychodrama dagegen ist die Handlung selbst vorgezeichnet, sei es auch nur sehr rudimentär. Einer gegebenen Situation folgt wie von selbst, durch eine notwendige Verkettung, eine neue Situation. Es ent-

[11] *J. Chateau,* Le réel et l'imaginaire dans le jeu de l'enfant. Vrin, Paris 1955.

wickelt sich eine *dramatische Handlung.* Die Notwendigkeit, die dramatische Abfolge zu respektieren, zwingt die Kinder, ihre Rollen gegenseitig aufeinander abzustimmen, ihr Verhalten zu disziplinieren, um den gemeinsamen Handlungsverlauf zu garantieren. Die dramatische Abfolge ist der Leitfaden ihrer gemeinsamen Ko-Improvisation. Im imaginären Spiel dagegen wird die Handlung zu einem Kompromiß zwischen individuellen Verhaltensweisen, der in keiner Beziehung zu der imaginären Situation steht, sondern sich allein aus der Notwendigkeit ergibt, die Kollektivität des Spiels aufrechtzuerhalten. Diese Unterscheidung zwischen imaginärem und psychodramatischem Spiel wird einsichtig in der Praxis und zwar besonders bei Kindern, die jünger als zwölf Jahre sind. Denn bei ihnen muß man immer vor dem möglichen Abgleiten des psychodramatischen ins imaginäre Spiel auf der Hut sein. Natürlich ist auch das spontane Spiel in der Kinderpsychotherapie anwendbar. Vor allem Melanie Klein hat diese Möglichkeit wahrgenommen, aber auch jeder andere Kinderpsychotherapeut macht gelegentlich von ihr Gebrauch. Das Psychodrama jedoch auf eine systematisiertere Form dieses spielerischen Ausdrucks zu reduzieren, hieße, seinen repräsentativen Charakter und damit letztlich auch seinen dramatischen Ausdruckswert fallenzulassen.

Man könnte zunächst darüber erstaunt sein, daß auch Moreno, der doch immer auf der Suche nach der höchsten Spontaneität war, der absoluten Spontaneität der allgemeinen spielerischen Improvisation gegenüber der relativen Spontaneität der psychodramatischen Improvisation nicht mehr Bedeutung beimaß. Tatsächlich aber ist die grenzenlose Spontaneität des imaginären Spiels anarchisch; sie ist völlig verschieden von der schöpferischen Spontaneität, zu der die psychodramatische Improvisation und das Rollenspiel führten. Spontaneität muß von den Kindern erst erlernt werden, sie brauchen eine Erziehung zur Spontaneität, wenn sie nicht aus ihrem «Naturzustand» in immer stereotypere Verhaltensweisen, in zunehmend konservative und erstarrte Kompromisse zwischen den Kindern einer Gruppe münden soll. Genau dies kann man nämlich beobachten, wenn man es dabei beläßt, die Kinder frei improvisieren zu lassen und sich in der Anarchie des imaginären Spiels zu verlieren.

Das Studium des Rollenspiels in der dramatischen Handlung zeigt uns, daß das psychodramatische Spiel das Kind mit einer feststehenden Rolle in die dramatische Abfolge stellt und es dadurch auf eine Anpassung an diese Situation und diese Rolle verpflichtet. Es darf nur soviel von sich selbst einbringen, wie die Situation erlaubt, und wird dazu gebracht, bestimmte Dispositionen, Affekte und Verhaltensweisen zu entdecken, die seine alltäglichen «Rollen» ihm nicht bieten können. Im spontanen imaginären Spiel geht das Kind dagegen völlig in der fiktiven Situation auf, es «ist» wirklich dort und verhält sich in ihr, wie es seinen Gewohnheiten entspricht, findet in ihr die ihm geläufigen Kompromißformen wieder. Man könnte mit Piaget sagen, daß es die fiktive Situation assimiliert. Genau aus diesem Grund unterscheidet Piaget auch sehr sorgfältig zwischen dem Theaterspiel und dem Kinderspiel[12]. Alle Argumente sprechen also, abschließend gesagt, für eine notwendige Unterscheidung zwischen der spielerischen Improvisation des Kindes und der psychodramatischen Improvisation.

b) *Psychodrama und reales Verhalten*

Das Psychodrama ist zwar kein imaginäres Spiel, es ist deswegen aber auch nicht bloße Reproduktion der Realität.

Es scheint, daß Moreno diese Reproduktion allzu häufig als wirkliche Wiederholung einer Handlung gesehen hat, so als ob es keinen Unterschied zwischen der vergangenen und der gespielten Handlung gäbe, oder genauer, als ob die gespielte Handlung einer experimentellen Reproduktion der vergangenen gleichkä-

12 *J. Piaget,* Nachahmung, Spiel und Traum. Klett, Stuttgart 1969, S. 117 ff. und passim.

me. In Wirklichkeit ist eine in der konkreten Erfahrung des täglichen Lebens vollzogene Handlung an die Gesamtheit unserer Existenz gebunden. Handlungen werden kaum als distinkte Einheiten wahrgenommen, so dicht ist das Gewebe, zu dem sie sich verbinden. Überdies macht die Zeit ihre Abfolge irreversibel. Man kann eigentlich nur abstrakt von Wiederholung sprechen.

Diese Gegebenheiten, so banal sie auch sind, erlauben uns die Besonderheit des psychodramatischen Spiels und der dramatischen Abfolge zu erfassen. Beide sind imaginär und schematisch zugleich. Die Verkettung des Selbstmordes der Phädra mit dem vorhergehenden Geschehen des Dramas ist der Motivation eines realen Selbstmordes vergleichbar, und zwar in dem Maße, in dem die gemalte Landschaft der wirklichen vergleichbar ist. Die dramatische Abfolge ist zwar beträchtlich ärmer als die reale Verkettung der Tatsachen, dafür bewegen sich in ihr aber auch sehr außergewöhnliche Charaktere. Der Akzent ist auf die Bedeutung verlagert, denn es handelt sich um eine *Repräsentation.* Das natürliche Verhalten ist in den Rang expressiver Gestik erhoben.

Ein Kind, das eine Szene mit seiner Mutter mimisch darstellt, wird in das Spiel sehr viel weniger hineintragen als in die Realität, aber was es hineinträgt, ist von um so größerer Bedeutung.

Im alltäglichen Leben entziehen sich manche Handlungen unserem Bewußtsein, je mehr sie zu einer Einheit mit dem Gegenstand der Handlung oder dem motivierenden Bedürfnis verschmelzen. Bei der psychodramatischen Repräsentation dagegen liegt der Akzent auf der expressiven Bedeutung des Verhaltens, während die Beziehung zu dem realen Bedürfnis, das die Handlung auslöste, sozusagen einfach angenommen und nicht weiter problematisiert wird.

Ein Kind sitzt am Mittagstisch und bittet um ein Glas Wasser. Die Handlung wird hier ausgelöst und motiviert durch den Durst. Wenn das Kind die Mahlzeit auf der Bühne nachspielt und dabei um ein Glas Wasser bittet, gewinnt dieses Verhalten, diese Geste ihren Sinn durch die Beziehung, die sie zur imaginären Umwelt des Kindes herstellt. Durch diese Geste versucht das Kind in gewisser Weise, seine Gegenwart gegenüber den anderen zu verdeutlichen, und sei es auch durch eine der banalsten alltäglichen Handlungen.

Im Psychodrama liegt der Akzent auf der Beziehung zum Anderen. Ohne Zweifel war auch in der realen Geste diese Dimension nicht einfach abwesend, sie ist nur übersehen worden. So verhält es sich mit allen Verhaltensweisen, die uns allein durch unsere Interessen motiviert erscheinen, in denen aber in Wirklichkeit eine ganze Reihe von Verhaltensweisen zum Ausdruck kommen, die wir in unseren sozialen Beziehungen erworben haben. Genau diesen Aspekt bringt das Psychodrama zutage. Mit dieser Unterscheidung kehren wir übrigens zum Kern des Moreno'schen Denkens zurück! «Die psychodramatische Handlung ist schöpferisch.» Die Rollen, die wir im Leben spielen, ähneln denen auf der Bühne nur ganz oberflächlich; aus der Nähe betrachtet, offenbaren sie einen ganz anderen Sinn.

Ein Kind, das seine Rollen spielt, erschafft sie in gewisser Weise, wie ein Schauspieler seine Rolle erschafft. Aber indem es sie erschafft, stößt es auf Züge seines gewohnten Verhaltens, die es bisher sozusagen nur passivisch erlitt. Im Psychodrama entdeckt es sie und erkennt ihren Sinn.

Schließlich ist noch zu bemerken, daß in der psychodramatischen Repräsentation die Zeit aufgehoben wird. Das gespielte Geschehen entzieht sich der natürlichen Verkettung des real erlebten Geschehens. Es wird zu einem Geschehen, das man beliebig wiederholen, spielen oder auch nicht spielen kann, zu einem *symbolischen Geschehen.* Man kann von einem gespielten Geschehen dasselbe sagen, was man vom Mythos im allgemeinen gesagt hat: Er ist eine Suche nach der verlorenen Zeit.

c) Die Gesetze der dramatischen Improvisation

Scheinbar frei und spontan, kann sich die dramatische Improvisation doch nicht gewissen Kompositionsgesetzen entziehen. Sie betreffen die Wahl des imaginären Inhalts und die Verteilung der Rollen. Das Kind gehorcht den Gesetzen, denen jede dramatische Handlung folgt, ohne sie zu kennen, so wie es sprechend den Gesetzen der Sprache gehorcht.

1. Die Themenwahl

Improvisieren heißt vor allem, eine dramatische Abfolge erfinden, eine Folge von Handlungen, von denen sich eine an die anderen reiht. Damit eine solche Folge ablaufen kann, ist es notwendig und ausreichend, daß die Ausgangssituation in sich ein genügend großes Ungleichgewicht enthält, das die Auslösung der Handlung erlaubt. Ist in einer psychodramatischen Situation die vorgestellte Konstellation stabil, so kann von ihr keine wirkliche dramatische Improvisation ausgehen: man muß dann während der Darstellung ein zufälliges Ereignis oder einen latenten Konflikt finden oder voraussehen, der die Ausgangssituation ins Ungleichgewicht bringt. Sonst reduziert sich die Handlung zu einer formalen Imitation der Rollen, so wie bei einem professionellen Spiel. Manchmal kann man dergleichen bei gehemmten Jugendlichen beobachten, und die ganze Kunst des Psychodramatikers besteht dann darin, in dieser stabilen Situation ein latentes Ungleichgewicht zu entdecken, das von den Teilnehmern aufgegriffen werden kann. Bei kleineren Kindern dient der Rahmen der Situation oft als Vorwand für eine spielerische Improvisation, mit der sie sich der wirklichen Ko-Improvisation entziehen.

In *Sechs Personen suchen einen Autor* und *Heute abend wird improvisiert* zeigt uns Pirandello Personen auf der Suche nach einer dramatischen Repräsentation; sie kann gelingen, weil diese Personen Spannungen und Konflikte in sich tragen, die nur darauf warten, ausgetragen zu werden. Im Thema, das die Kinder sich stellen, gibt es ebenfalls eine «mythische Vorgeschichte», eine imaginäre Vergangenheit, deren Ausgangssituation und dramatische Abfolge sich zwangsläufig ergeben.

Die Themen enthalten also nicht zufällig, sondern notwendig einen Konflikt.
Ihre Inhalte scheinen am Überfluß des Imaginären teilzuhaben. Es sind Phantasiethemen oder realistische Themen, Seeabenteuer, Kriegsabenteuer, mythologische Erzählungen oder Familien-«sketches», Kämpfe, Forschungsunternehmungen, Handelsgeschichten, Rivalitäten und Revolten und so weiter.
Dennoch ist diese Vielfalt nicht unbegrenzt. Nicht alle Bereiche des Imaginären sind im Psychodrama ausdrückbar. In seiner kürzlich erschienenen Arbeit über die Strukturen des Imaginären konnte G. Durand[13] zeigen, daß das Drama nur einen bestimmten Ausschnitt aus dem Imaginären erfassen kann. Die Bilder des Aufsteigens, des Verströmens, der kosmischen Teilhabe, der Identifikation und der Verwandlung, die in anderen Ausdrucksformen erscheinen, kann man in ihm nicht finden. Ein Wertkonflikt scheint notwendige Voraussetzung zu sein; die im Drama auftauchenden Bilder sind immer *polemische* Bilder.
Gehören zu einem solchen Konflikt, wie manchmal behauptet wird, nur zwei Personen? Dann gäbe es insgesamt auf der einen Seite ein Subjekt, das irgendein Objekt begehrt, und auf der anderen Seite eine Person, die den Widerstand gegen die Erlangung des Objektes verkörpert und übrigens mit diesem zusammenfallen kann. Tatsächlich aber schiebt sich zwischen das begehrende Subjekt und die Kraft, die sich seiner Suche widersetzt, immer ein Drittes: das Objekt des Wunsches selber. Dieses Objekt kann zwar mit einer der beiden Personen, mit einem der Situationselemente zusammenfallen, ist aber darum als Bezugspunkt zwischen den beiden Personen, als polarisierendes Moment der Handlung, nicht weniger gegenwärtig. Die dramatische Situation ist also niemals eine duale, sie entwickelt sich um drei distinkte Pole, selbst wenn diese in manchen Rollen zusammenfallen können.

[13] *G. Durand,* Les structures anthropologiques de l'imaginaire. Presses Universitaires de France, Paris 1960.

Das Psychodrama geht also immer von einer Dreiersituation aus. Dies nun nicht im Sinne der Stellung des Kindes zwischen Vater und Mutter, sondern in dem Sinn, daß es in der Konfrontation mit dem Bild des Vaters, der Mutter, eines rivalisierenden Bruders oder einer rivalisierenden Schwester auf den Gegenstand jener Konfrontation stößt, auf ein «Gut» par excellence, um das herum sich die Handlung entwickelt. Denn im Psychodrama setzt sich das Kind jenseits der Konfrontation mit einer symbolischen Person in Wirklichkeit mit einem Begehren auseinander, mit dem des Anderen oder mit seinem eigenen.
In einer solchen Beziehung nimmt das Kind die fundamentale Stellung des «unvollendeten Wesens» ein, immer auf der Suche nach dem, wodurch es sich vorstellt, die volle Entfaltung des Erwachsenseins, das es anstrebt, zu erreichen. Eine solche formale Struktur findet man in jedem psychodramatischen Thema wieder. Sie gibt der psychodramatischen Handlung eine gewisse Konstanz, die mit den Gesetzen der dramatischen Handlung überhaupt verbunden ist. Dies im Auge zu behalten, ist für die richtige Einschätzung sowohl der projektiven Dimension als auch der therapeutischen Wirkung des Psychodramas von Bedeutung.

2. Rollen und dramaturgische Funktionen

Die Verschiedenartigkeit der Rollen, die sich aus der Vielfalt der möglichen Themen ergibt, ist ebenfalls beträchtlich. Eine Klassifikation erscheint hier unmöglich. Natürlich kann man eine symbolische Interpretation der Rollen zu ihrer Systematisierung heranziehen. So könnte man hinter der Rolle des Vorgesetzten, des Polizisten, des Königs oder des Richters das Bild des Vaters finden. Derartige Gleichsetzungen bleiben aber oberflächlich und in ihrer Aussage begrenzt.
E. Souriau[14] hat vorgeschlagen, den Begriff der Rolle fallenzulassen und auf den der *dramaturgischen Funktion* zurückzu-

[14] *E. Souriau,* Les deux cent mille situations dramatiques. Flammarion, Paris 1950.

greifen. Diese verhält sich zur Rolle wie das Atom zum Molekül. Mit diesem Begriff ist die Rolle als solche, als elementare Kraft im Zusammenspiel der Kräfte innerhalb der dramatischen Situation gemeint.

Souriau unterscheidet sechs elementare dramaturgische Funktionen:

– eine, die den Hauptheiden charakterisiert, der die Richtung der Handlung, den Ausdruck des Begehrens bestimmt (thematische Kraft);

– eine, die das Objekt des Begehrens, das «Gut» charakterisiert (Repräsentant des Wertes);

– eine, die die Person repräsentiert, der man die Erlangung des Gutes wünscht oder für die man bangt (der, dem man den Erfolg wünscht) – sie kann mit der thematischen Kraft zusammenfallen oder auch nicht;

– eine, die das Hindernis bei der Erlangung dieses Gutes darstellt (der Gegner);

– eine, von der letztlich der Ausgang des Konfliktes abhängt (der Schiedsrichter in der Situation);

– eine, die eine Satellitenfunktion gegenüber irgendeiner der oben genannten Kräfte einnimmt (als ihr Spiegel).

Solche Kräfte sind im Gegensatz zu den Rollen nicht an Personen gebunden. Mehrere Kräfte können von einer einzigen Person repräsentiert werden, während eine Kraft auf mehrere Rollen verteilt sein kann. Bestimmte Kräfte können übrigens überhaupt nicht von einer Person repräsentiert werden und behalten dann den Status eines abstrakten Wertes.

Auf das Psychodrama ist eine solche Klassifikation ausgezeichnet anwendbar. Eine Gruppe von elf- bis zwölfjährigen Kindern will beispielsweise die Entdeckung Amerikas durch Christoph Columbus spielen: Columbus befindet sich mit seinen Männern auf hoher See. Zu Beginn der Reise lassen sie sich von einer Wolke täuschen, indem sie diese für Land halten. Enttäuscht durch diesen Irrtum weigert sich die Mannschaft weiterzufahren, Columbus aber befiehlt die Fortsetzung des Unternehmens, das schließlich mit der Entdeckung endet. Die thematische Kraft wird hier durch Columbus und nur unwesentlich durch die Mannschaft verkörpert ... Der erhoffte Gegner fällt hier mit der thematischen Kraft zusammen, das Gut wird durch das Land repräsentiert, der Gegner durch die vorübergehend aufsässigen Matrosen und durch die Langwierigkeit der Reise. Der Schiedsrichter bleibt in gewisser Weise latent, der Handlung innerlich, und unter den Matrosen schließlich kann jeder zum Satelliten des anderen werden.

Zur Untersuchung des Themas selbst trägt eine solche Analyse zwar nicht viel bei, sie erlaubt aber einen genauen Vergleich mit jedem nur denkbaren anderen Thema.

Angenommen, die Kinder bevorzugen regelmäßig die Darstellung einer bestimmten Kraft, so kann man die jeweiligen Abwandlungen der Rollen besser beurteilen, als wenn man sich an die Analyse der klassischen Rollen hält, die sich oft nur schwer exakt untereinander vergleichen lassen. Man kann die Beobachtung machen, daß vielen Kindern das Repräsentieren der thematischen Kraft schwerer fällt, wenn sie mit dem erhofften Gewinner zusammenfällt, als wenn sie dies nicht tut.

In dem aufgeführten Beispiel fiel es vielen Knaben leicht, die Rolle des Matrosen in der Funktion als «Spiegel», als Satellit des Hauptheldεn zu spielen, während sie ihnen in der Funktion des Gegners schwer fiel.

Es ergeben sich bei der Ersetzung der Analyse der bewußten Rollen durch das Studium der formalen latenten Strukturen Konstanten, die eine vergleichende Untersuchung der dramatischen Situationen und erste Ansätze zu einer interessanten Kombinatorik ermöglichen. Die Bedeutung dieser Methode für die Untersuchung des Psychodramas liegt auf der Hand.

II. Die Rolle

Das Kind nimmt an der dramatischen Improvisation von einem festgelegten Ort aus teil: dem der Rolle. Was die Rolle ist, kann nicht durch die Repliken des Textes bestimmt werden, denn diese muß das Kind ja noch erfinden, sondern nur durch bestimmte Züge, die das Verhältnis der Person zu den anderen definieren. Die Rolle vereint in sich eine oder mehrere grundlegende, aber durch den imaginären Kontext, der sie mit Leben erfüllt, bereicherte thematische Formen. Ist die Rolle sozial stark festgelegt, dann enthält sie eine große Anzahl charakteristischer Züge, durch die hindurch das Kind eine vollständige imaginäre Person wahrnehmen kann. So verhält es sich mit den Rollen des Gendarmen, des Königs, des Löwen, des Wolfes, des Wucherers, des Indianerhäuptlings und des Schulmeisters und so weiter. In anderen Fällen ist die Rolle ärmer an Merkmalen, nur durch die Beziehungen zu den anderen Personen des Themas definiert. Um Leben in die Rolle zu bringen, muß das Kind sie ausstaffieren und bereichern. Bei dieser Gelegenheit enthüllt es bestimmte, ihm eigene psychische Tendenzen.

Die eigentliche Schwierigkeit liegt aber nicht darin, die Rolle zu definieren, sondern sie auszuführen, das heißt sie zu spielen.

Eine Rolle zu spielen, stellt eine psychologische Arbeit dar, deren Problematik sich besonders Schauspieler und Psychologen intensiv gewidmet haben. «Durch die Maske Hamlets blickt die intime Persönlichkeit des Schauspielers» (PI, S. 153). Für Moreno hat dieses Problem den grundlegenden Stellenwert eines Rolle-Person-Konfliktes.

Um eine Rolle korrekt auszuführen, muß man eine gewisse Auswahl aus den Möglichkeiten seiner Persönlichkeit treffen, man muß diese oder jene bis dahin latente oder unterdrückte Tendenz wachrufen und seine Neigungen in eine Rangfolge bringen, die nicht dem Ich-Ideal, sondern der Rolle untergeordnet ist.

Zur Ausbildung des Schauspielers schrieb Stanislawski: «Unsere

Schöpfung ist die Konzipierung und Geburt eines neuen Wesens; die Bühnenfigur ist das Ergebnis eines natürlichen Prozesses, der Geburt eines Menschen vergleichbar.»[15]
Die Aufgabe des Kindes – zu improvisieren – und die des Schauspielers – seine Rolle zu erschaffen – sind also nur unwesentlich verschieden.
Wenn ein scheues und neben seiner dominanten Mutter völlig ausgelöschtes Kind eine autoritäre Rolle spielen soll, überträgt es in sie, ohne es zu bemerken, Eigenarten seiner eigenen Mutter ... Durch ein solches Aufscheinen einer zuvor unterdrückten Identifikation, durch das Ausbrechen aus dem eingefahrenen Verhalten ist die Bearbeitung der Rolle subjektiv von emotionaler Teilnahme begleitet: Das Kind entdeckt in der Rolle bestimmte Gefühle. In genau diesem Sinn meint Stanislawski vom Schauspieler, er müsse mit Leib und Seele an seiner Rolle teilnehmen. «Alles Material und alle Angaben, die wir vom Autor und vom Regisseur erhalten, nehmen wir durch den Filter unserer Persönlichkeit wahr, ergänzen wir durch unsere eigene Imagination. Dieses ursprüngliche Material wird so zu einem geistigen und sogar körperlichen Teil unserer selbst, die Emotionen werden wirklich empfunden, und es kommt zu einer echten schöpferischen Aktivität.»[16]
Die Rolle greift also tatsächlich in die psychische Organisation des Kindes ein. Diese Wirkungen sind aber meist nur von vorübergehender Natur.
Eine Rolle kann überdies mehr oder weniger akzeptiert werden. Es kommt häufig vor, daß sich in einer Kindergruppe alle weigern, eine lächerliche Rolle oder gar die des «Bösewichts» zu spielen. Nur nach langen Debatten findet sich dann ein Kind bereit, die undankbare und nicht mit sozialem Ansehen verbundene Rolle zu übernehmen.

[15] *K. Stanislawski,* Die Arbeit des Schauspielers an sich selbst. Henschel, Berlin 1961, passim.
[16] *K. Stanislawski,* a.a.O.

Hat ein Kind innere Schwierigkeiten mit einer Rolle, zeigt sich dies im Spiel: Es spielt schlecht. Es gibt für das Kind wie für den Schauspieler viele Möglichkeiten, schlecht zu spielen. Man kann ein rein äußerliches Verhältnis zur Rolle haben, sie einfach ohne innere Beteiligung hersagen: das Kind beschränkt sich darauf, die eben zur Handlung notwendigen Repliken zu liefern. Oft versucht es sogar mimisch sein geheimes Einverständnis mit eventuellen Zuschauern zu verdeutlichen, um nur ja zu bekunden, daß es ganz und gar nicht «hinter der Rolle» steht. Ein solches Verhalten kann man zum Beispiel bei Kindern in der Latenzperiode beobachten, etwa wenn sie die Rolle eines Liebenden, in der sie Galanterie gegenüber einer Frau an den Tag legen müssen, spielen sollen.
Es bestehen aber noch andere, subtilere Möglichkeiten, schlecht zu spielen. Das Kind kann die Rolle im Spiel verkehren, anstatt galant zu sein, kann es sich roh und direkt verhalten, so wie es seinem vorpubertären Männlichkeitsideal entspricht. Es kann klischeehaft, mit konventionellen Rede- und Verhaltensweisen spielen, wie ein schlechter Laienspieler, der glaubt, einen talentierten Berufsschauspieler nachzuahmen. Es kann die Rolle «aufladen», ihr einen komischen Anstrich geben, der zwar unpassend ist, aber den Vorteil hat, die Kindergruppe zu unterhalten. Es kann aber seine Rolle auch einfach ablehnen oder ganz aus der dramatischen Situation ausbrechen und rein spielerisch vor sich hin improvisieren.
Es kann allerdings auch vorkommen, daß das von der Rolle geforderte Verhalten mit dem charakteristischen Alltagsverhalten des Patienten übereinstimmt. Eine solche Übereinstimmung läßt sich zwar manchmal dann beobachten, wenn das Kind seine eigene Rolle interpretiert, stellt aber bei weitem nicht die Regel dar, da sich die Kinder in der Mehrzahl solcher Fälle um Distanz zur Rolle und um ein bloß äußeres Verhältnis zu ihr bemühen. Häufiger macht man diese Beobachtung in Situationen, die klar von den natürlichen Situationen unterschieden sind oder

in denen zumindest die Rollen gegenüber den gewohnten Verhaltensweisen reichlich fremd erscheinen. Das Kind legt dann eine außerordentliche Selbstverständlichkeit des Spiels an den Tag, es bewegt sich, interveniert und drückt sich mit großer Leichtigkeit aus. Es handelt sich in solchen Fällen um ein *Resonanzphänomen,* bei dem durch die Rolle extrem lebhafte Gefühle und Verhaltensweisen geweckt werden, die das Kind dazu bringen, seine Rolle mit unerwarteter Kraft und Natürlichkeit zu spielen. Zum Beispiel Christian, Sohn einer ausgeprägten Psychopathin, deren Hang zum Deuten und Imaginieren lebhafte aber labile Wahnvorstellungen nach sich zieht. Nach einigen Sitzungen schlägt ein Kind das Thema *Perrette und der Milchtopf* vor. Christian spielt die Rolle eines Bauern, der Zeuge von Perrettes Träumereien und Untergang ist. Bisher eher ein gehemmter Herdenmensch, löst sich Christian plötzlich von der Gruppe und beginnt, Perrette sehr heftig anzufahren und zu beschwören, auf ihre Träumereien zu verzichten und der Realität ins Gesicht zu blicken.

Wenn es auch immer von Nutzen ist, die Schwierigkeiten im Zusammenhang mit einer Rolle herauszuarbeiten, so ist es doch auf der anderen Seite auch außerordentlich interessant, ein solches Resonanzphänomen zu beobachten, denn es bringt immer lebhafte Emotionen sowohl beim Schauspieler als auch bei der Gruppe hervor. Es stellt die Grundlage eines kathartischen Effektes dar, dessen therapeutische Bedeutung wir noch behandeln werden.

Man kann sich fragen, warum ein solches Phänomen nicht öfter auftritt, wenn das Kind seine eigene Rolle spielt. Meist jedoch spielen die Kinder ihre Rollen dann extrem spröde, verkehren ihren Sinn oder verfremden sie durch irgendeinen sonderbaren Verhaltensstil (sie spielen «Baby», verhalten sich unerträglich infantil, geben dreist vor, vor nichts Angst zu haben; oder sie stören durch völlige Disziplinlosigkeit den Ablauf des Psychodramas).

Es ist denkbar, daß das Kind damit seinen Wunsch ausdrücken will, sich auch im realen Leben so zu verhalten. Vor allem aber scheinen Kinder eine Gefahr in der Darstellung der eigenen Rolle zu sehen, und dies um so mehr, je jünger sie sind. Aufrichtig seine eigene Rolle spielen, bedeutet natürlich, sich ernsthaft in Frage zu stellen, und das kann als unangenehm empfunden werden. Dieses Unbehagen findet sich übrigens genauso bei Erwachsenen und Jugendlichen; es scheint aber, daß sich ein Patient mit zunehmendem Alter selbst objektiv darstellen kann, ohne in diese Darstellung allzuviel Gefühl zu investieren. Wenn ein zehn- bis zwölfjähriges Kind es schafft, seine eigene Rolle ernsthaft zu spielen, kann man darin in der Regel ein echtes Anzeichen seiner affektiven Reifung sehen.

III. Die Beziehung zur psychodramatischen Gruppe

Neben den Beziehungen, die im Kontext des improvisierten Themas zwischen den verschiedenen Rollen bestehen sowie denen zwischen Person und Rolle, gilt es nun noch die Beziehungen zu untersuchen, die sich zwischen den einzelnen Gruppenmitgliedern ergeben und die deren Verhältnis zueinander unabhängig von der dramatischen Improvisation bedingen. Neben den individualpsychologisch erklärbaren Phänomenen stehen solche, die nur gruppenpsychologisch erfaßbar, auf keine Individualpsychologie reduzierbar sind. «In einem sozialen wie in einem psychologischen Feld sind die Struktureigenschaften einer dynamischen Ganzheit nicht identisch mit denen der Einzelteile.»

a) Das Kind und der Psychotherapeut

In den Einzelpsychotherapien ist dieses Phänomen auf die Arzt-Patient-Beziehung beschränkt. Sie ist übrigens äußerst komplex und einer Analyse um so schwerer zugänglich, je offener, je weniger normiert, das heißt je vielfältigeren Einflüssen sie ausgesetzt ist. Die psychoanalytische Methode hat sich darum verdient gemacht, das Feld dieser Beziehung mit großer Genauigkeit zu beschreiben, und hat damit eine exaktere Beobachtung und Handhabung dieser Phänomene ermöglicht. Das Kind erwartet bei der ersten Begegnung mit dem Psychotherapeuten zunächst, daß dieser ihm das Verhalten durch seine vermittelnden Einwände in gewisser Weise diktiert und ihm damit ermöglicht, die Bedingungen dieses Dialogs einschätzen und mit ihnen umgehen zu können. Tatsächlich aber entzieht sich der Therapeut durch seine Neutralität einem solchen Dialog. Indem er das Kind zu Assoziationen in dieser oder jener Ausdrucksform anregt, bietet er ihm nur ein Beziehungsfeld an, in dem die unmittelbaren Bedürfnisse des Kindes frustriert werden. Denn die psychoanalytische Frustration ist eben wesentlich an das Schweigen des Analytikers gebunden, das nichts von einem erwartet als daß man spricht, sei es auch in der symbolischen Sprache der Zeichnung oder des Spiels.

Die Erfahrung zeigt, daß unter solchen Bedingungen Kinder wie Erwachsene zunächst ihre hartnäckigsten affektiven Forderungen formulieren. Zum Sprechen ermuntert, sagt das Kind zunächst das, was es wünscht, der Psychotherapeut bewegt es aber mehr und mehr zur Äußerung eines Verlangens, das mit der aktuellen Situation zunehmend weniger zu tun hat; er tut dies, indem er seine Antwort aufschiebt oder in einer Weise antwortet, die das Verlangen selbst in Frage stellt. Das Kind beginnt dann, affektive Dispositionen auf den Therapeuten zu übertragen, die in seiner Vergangenheit wurzeln und in keiner direkten Beziehung zu der augenblicklichen Situation stehen. Das Verlangen wird immer regressiver, es nähert sich zunehmend dem ursprünglichen infantilen Verlangen. Übertragung und Regression sind folglich nicht voneinander zu trennen, sie gehören zur psychoanalytischen Situation, die das Kind dadurch frustriert, daß es ihm die gewöhnlichen Ausflüchte des Gesprächs verschließt: das Schwätzen, das leere Sprechen und die oberflächlichen affektiven Belohnungen.

Solche Übertragungsphänomene existieren in jeder gewöhnlichen Beziehung und geben der Situation ihre persönliche affektive Färbung, werden aber hier von den aktuellen Interessen der Situation verdeckt.

So verhält es sich bei Gruppensituationen, und Moreno unterscheidet zurecht zwischen Phänomenen, die in den Bereich der Übertragung, und solchen, die in den Bereich der affektiven Motivationen, der gegenseitigen Beeinflussungen, der aktuellen psychischen Interaktionen gehören.

Moreno hat jenen objektiven sozialen Prozeß, durch den Individuen ihre Gefühle innerhalb eines gegebenen sozialen Feldes austauschen, «tele» genannt. Es handelt sich dabei um «Zweifühlung» und nicht um «Einfühlung», um etwas dem Telefon Vergleichbares, das mit seinen beiden Polen die gleichzeitige Kommunikation in beide Richtungen erlaubt.

In der psychoanalytischen Situation sind die aktuellen objektiven Bedingungen der Beziehung auf ein Minimum von Konstanten beschränkt, um der Übertragungsdynamik möglichst viel Raum zu lassen. Ganz anders ist das in einer Gruppensituation und besonders beim Psychodrama.

b) Das Kind und die Gruppe der Psychodramatiker

Schon wenn das Kind allein einer Gruppe von Psychotherapeuten gegenüber steht, hat sich die Situation verändert. In doppelter Hinsicht übrigens. Zunächst ist die Übertragung nicht mehr auf einen einzigen Therapeuten gerichtet, sondern auf mehrere verteilt. Die verschiedenen Therapeuten intervenieren unter- und gegeneinander und bilden eine Gruppe, deren Gesicht sehr stark variieren kann. Dies ist zum Teil von ihrer formalen Struktur abhängig (Rolle des leitenden Therapeuten, Vorhandensein eines Therapeutenpaares etc.), aber auch von der persönlichen Beziehung der Therapeuten untereinander (Wirkung der äußeren Erscheinung, Unterwerfung unter den leitenden Therapeuten, latente Rivalitäten).

Auf der anderen Seite ist die psychodramatische Ausdrucksweise von anderen symbolischen Ausdrucksweisen sehr verschieden, denn der Psychotherapeut kann hier die klassische psychoanalytische Neutralität nicht mehr aufrechterhalten. Zweifellos geht es für ihn nicht darum, am Kinderspiel Gefallen zu finden, er muß aber dennoch an ihm teilnehmen und seine Rolle mit größter Spontaneität spielen. Dadurch entfernt er sich zwangsläufig von der rein zuhörenden Haltung des Psychoanalytikers. Das Ausmaß dieser Entfernung hängt allerdings beträchtlich von der Richtung der psychodramatischen Schule ab. Diese Methoden werden noch im Zusammenhang mit dem therapeutischen Psychodrama erörtert, es erscheint mir aber angebracht, ihre Bedeutung für die Gruppendynamik im Auge zu behalten.

c) Kindergruppe und Psychodramatikergruppe

Die psychologische Analyse der in diesen Zusammenhang gehörenden Phänomene wird durch die Praxis des kollektiven Psychodramas erschwert. Denn das Feld wird hier nicht nur durch die Haltung des leitenden Therapeuten, durch die Beziehungen der Therapeuten untereinander und durch die methodische Handhabung des Spiels bestimmt. Auch die Beziehungen der Kinder untereinander führen zu typisch gruppenpsychotherapeutischen Erscheinungen. Diese kann man grob nach fünf grundlegenden Gesetzen ordnen:

1. Das Gesetz der Übertragungszersplitterung

Es wurde von Slavson für die Gruppenpsychotherapie im allgemeinen formuliert. Die Vielzahl von Therapeuten und das Zusammensein mehrerer Kinder verhindern eine ausschließliche Übertragung auf einen der Therapeuten. Durch die Gegenwart anderer Gruppenmitglieder, mit denen man den Therapeuten teilen muß, wird «die Übertragung» abgeschwächt[17]. Es entstehen Rivalitäten von der Art der Geschwisterrivalität (Slavson). Es wird auf mehrere Therapeuten übertragen, die Übertragungsbeziehungen vervielfachen und differenzieren sich. Zum Beispiel haben feindselige Gefühle die Tendenz, sich auf einen der anwesenden Therapeuten zu konzentrieren, eher auf einen Mann als auf eine Frau. Dies tritt ganz deutlich auf, wenn die Gruppe von einem Therapeutenpaar geleitet wird. Fehlt einer der beiden Therapeuten, so fällt das Übertragungsgleichgewicht brüsk auseinander.

Wie Moreno schreibt, «richtet sich die Übertragung nicht auf eine Person ganz allgemein oder auf eine vage *Gestalt,* sondern auf die eine ‹Rolle›, die der Therapeut für den Kranken innehat, eine Vater- oder Mutterrolle» (P II, S. 8).

2. Das Prinzip der Rollendifferenzierung in der Gruppe

«Jedes Individuum erscheint als Schnittpunkt zahlreicher Rollen, die zu den Rollen der anderen Individuen in Beziehung stehen» (P II, S. 8). Im Entstehungsprozeß einer Gruppe zeichnen sich als Ergebnis gegenseitiger Anpassung immer deutlicher bestimmte Rollen ab. Sind diese Rollen einmal etabliert, haben sie die Tendenz, identisch zu bleiben. Das eine Kind nimmt eine Führerrolle ein, indem es sich von der Erwachsenengruppe absetzt oder indem es versucht, sich in die Rolle eines Hilfstherapeuten zu begeben. Ein anderes übernimmt die Rolle des Clowns und stellt sich immer dann zur Schau, wenn die Situation schwierig zu werden droht. Solche Phänomene sind der Konstitution aller Kindergruppen gemeinsam[18]. Sie überlagern sich mit der Wahl der pychodramatischen Rollen und mit dem Spiel.

Lebovici schreibt dazu, «daß bei Spannungen in der Gruppe

[17] *S. R. Slavson,* Psychothérapie analytique de groupe. Presses Universitaires de France, Paris 1953, S. 17.

[18] *D. Lagache,* Une observation de meneur. In: Enfance, 1949, 1, S. 7.

das Individuum nicht nur dazu tendiert, gewohntes Verhalten zu wiederholen, sondern auch dazu, seiner Rolle innerhalb der Gruppe zu entsprechen»[19].
Eines der Ziele des therapeutischen Psychodramas besteht übrigens darin, ein Erstarren des Rollenverhaltens innerhalb der Gruppe zu stereotypen Haltungen zu verhindern, durch die der therapeutische Prozeß vollkommen blockiert wird. Die Gruppe müsse «immer beweglich bleiben»[20].

3. Affektive Interferenz

Unter diesem von Lebovici und Diatkine stammenden Begriff versteht man den Einfluß der Gefühle und Haltungen jedes einzelnen Teilnehmers auf die Gefühle und Haltungen der anderen Gruppenmitglieder. Man kann mehrere Arten affektiver Interferenz unterscheiden:
Die *Interferenz* im eigentlichen Sinn[21]: Benimmt sich ein Mitglied als «Störenfried», so ruft das in der Gruppe kollektive Abwehrmechanismen hervor.
Als *Resonanz* beschreiben die genannten Autoren den Sachverhalt, daß ein kollektives Gefühl von jedem einzelnen in besonderer Weise empfunden wird – entsprechend den verschiedenen latenten Inhalten, die dieses Gefühl impliziert, sowie den biographischen Besonderheiten.
Identifikationsphänomene begünstigen das Auftreten oder die Lösung bestimmter Spannungen. So kann ein Kind in bezug auf andere tatsächlich als Katalysator wirken.
Schließlich können sich echte *Kollektivgefühle* in bestimmten Haltungen der Gruppe äußern; etwa folgendermaßen: unmittelbar nach einer schwer zu ertragenden Spannung bricht ein verrücktes Gelächter aus und setzt sich wellenartig fort.

[19] *S. Lebovici*, Bulletin de Psychologie, Band VI, Dez. 1952, S. 103.
[20] *S. R. Slavson*, a.a.O., S. 10.
[21] *S. Lebovici* und *R. Diatkine*, Evolution Psychiatrique, 1952, Nr. 3, S. 397.

4. Gemeinsames Gruppenideal

Anfänglich finden sich die Kinder in der gemeinsamen Besorgnis darüber, was man von ihnen verlangen wird, und in einer gemeinsamen Zurückhaltung gegenüber dem leitenden Therapeuten.

Nach und nach aber passen sie sich durch die Errichtung kollektiver Normen der Situation an. Jede Gruppe führt dann ihre psychodramatischen Sitzungen mit dem ihr eigenen Kollektivstil durch.

Dieser Stil hängt übrigens großteils von dem Sinn ab, den die Gruppe im Psychodrama sieht: Allmählich, wenn die Sitzungen sich zu wiederholen beginnen, wird das Ideal «etwas zu finden, was man spielen kann» und sich «gemeinsam zu amüsieren» mehr durch ein den Vorstellungen des Therapeuten entsprechendes Ideal verdrängt. Es bilden sich Wertvorstellungen heraus: das Bestreben, gut zu spielen, sich wohl zu fühlen, seine Probleme auszudrücken, frei von seinen Konflikten und Gefühlen zu berichten, ein Ideal der Echtheit und Aufrichtigkeit. Dieses Phänomen meint Slavson, wenn er von Universalisierung der Probleme als einem der wichtigsten Faktoren zur Beschleunigung des therapeutischen Prozesses spricht. Lacan beschreibt es als «Reduktion auf das Man», auf das Bild einer Sicherheit gewährenden Gruppe.

5. Zunehmende Strukturierung der Gruppe

Bei den Gruppen, die sich, wie es bei Behandlungsgruppen der Fall ist, regelmäßig treffen, haben diese Phänomene, wie man sieht, eine Tendenz zur Weiterentwicklung.

Gleichgültig, ob diese Weiterentwicklung aufgrund einer Reifung des gemeinsamen Ideals und einer Vertiefung des affektiven Austauschs nützlich oder wegen einer Verhärtung der reziproken Rollen schädlich ist, sie ist immer von stärkstem Gruppenzusammenhalt und von einer Zunahme wechselseitiger Austauschprozesse begleitet.

Viertes Kapitel

DAS DIAGNOSTISCHE PSYCHODRAMA

Im Psychodrama spiegeln die Themenwahl, die Art, in der ein Kind seine Rolle darstellt und in der es sich an die Gruppe anpaßt, die Strömungen seines psychischen Lebens wider. Sich handelnd oder in einer Geste auszudrücken, fällt ihm leichter als die Verbalisierung und nuancierte Analyse seiner Gefühle. Man ist sogar zu der Ansicht gelangt, im Psychodrama eine interessante psychologische Untersuchungsmethode zu sehen.

Moreno und seine Schule haben es nicht versäumt, das Psychodrama weiterzuentwickeln – mit manchmal übertriebenem und auf keine empirische Überprüfung der Gültigkeit dieser Methode gestütztem Enthusiasmus.

Del Torto und Cornyetz[22] sind sogar so weit gegangen, das Psychodrama für den vollständigsten projektiven Test zu halten, da es bei der Erforschung des imaginären Inhalts, der Wahrnehmungsaktivität, des plastischen Ausdrucks und der sozialen Interaktionen den Gegenstandsbereich des TAT und des Rorschach ebensogut umfasse wie den der Interpretation von Kinderzeichnungen und Kinderspielen. Ein solcher Anspruch ist natürlich etwas übertrieben.

In der Praxis entstanden zwei verschiedene Methoden, die die Forschung vorangetrieben haben. Die eine bemüht sich um standardisierte Untersuchungsbedingungen und nähert sich damit der Praxis des Tests, die andere läßt der Improvisation des Kindes unter den gewohnten Bedingungen des Psychodramas freien

[22] *J. Del Torto* und *P. Cornyetz*, Psychodrama as Expressive and Projective Technique. Psychodrama Monographs, Nr. 14, Beacon House, New York 1945.

Lauf. Die erstere wurde vor allem von Moreno und seinen Schülern angewandt. Die letztere dagegen wird von den französischen Praktikern des Psychodramas bevorzugt.
Die erste Methode beruht auf einer genauen Festlegung des Spielablaufs; dadurch können die durch das Kind eingeführten Variablen besser beobachtet werden. Handelt es sich indes, wie die Autoren anzunehmen scheinen, um einen Test? Auf alle Fälle sind diese Methoden den üblichen psychometrischen Verfahren wegen der fehlenden oder unzureichenden quantitativen Parameter nur schwer vergleichbar. Mehr als mit Tests im eigentlichen Sinn haben sie mit bestimmten Formen der klinischen Exploration zu tun, bei denen sich der Beobachter bemüht, durch eine Reihe standardisierter Fragen diese oder jene besondere Persönlichkeitsdimension eines Probanden zu erfassen.
Zwischen der ersten Methode und der zweiten, die geschmeidiger ist und dem Einzelfall gerechter wird, besteht, so wie diese in Frankreich von Lebovici systematisiert wurde, kein radikaler Unterschied. Eine direkte Untersuchung von Kindern ist in der Kinderpsychiatrie schwierig. Befragungen verlaufen oft enttäuschend, da Kinder Schwierigkeiten haben sich auszudrücken und daher Widerstände entwickeln. Die Angaben von Verwandten und Bekannten sind zwar oft aufschlußreich, aber nicht immer ausreichend. Eine symbolische Interpretation des Spiels ist gefährlich, wenn sie nicht im Rahmen einer Psychotherapie stattfindet, bei der sich durch längere Beobachtung die Fundiertheit dieser oder jener Interpretation zeigen kann. Parallel zu den projektiven Tests kann sich hier die Anwendung des Psychodramas im Krankenhaus, in einem Beobachtungszentrum oder in der Beratungspraxis als sehr fruchtbar erweisen.
Manchmal ergibt sich im Lauf einer Unterhaltung mit einem Kind die Gelegenheit, eine Sitzung zu improvisieren, es zu bitten, eine bestimmte Szene aus seinem realen Leben oder die Rolle eines Menschen seiner Umgebung zu spielen. Man kann das Kind aber auch für eine begrenzte Zeit in eine Psychodramagruppe

aufnehmen oder mit ihm einige psychodramatische Einzelsitzungen durchführen. Drei oder vier Sitzungen geben oft mehr Aufschluß über seine Haltung und Gefühle als ausgedehnte Unterhaltungen oder eine minutiöse Untersuchung der Umwelt.
In welcher methodischen Variante auch immer, das Psychodrama als solches kann unsere Kenntnis auf den verschiedensten Gebieten und Ebenen erweitern:
– durch direkte Beobachtung des Kindes in einem gegebenen sozialen Milieu und bei einer gegebenen Aufgabe,
– in der Darstellung alltäglicher Szenen und Verhaltensweisen durch das Kind,
– in der Darstellung fremder Verhaltensweisen und Gefühle durch das Kind, die den imaginären Inhalt enthüllt, der seine Beziehung zur Umwelt bestimmt,
– durch die Fähigkeit zur Rollendarstellung, die das Kind erwirbt.

I. Direkte Beobachtung des Kindes in der Gruppe

Das einfachste Verfahren besteht darin, das Kind in einer psychodramatischen Gruppe zu beobachten und herauszubekommen, welche Haltungen es gegenüber der Gruppe einnimmt. Wie sieht sein Rollenverhalten gegenüber den anderen aus? Nimmt es eine führende oder passive Rolle gegenüber den Kindern, eine aggressive oder konformistische gegenüber den Erwachsenen ein? All dies hängt übrigens von der jeweiligen Gruppe ab; so kann sich zum Beispiel ein gewöhnlich gehemmtes oder passives Kind von seiner aggressiven und dominanten Seite zeigen, wenn es sich in einer Position relativer Überlegenheit befindet. Die psychodramatische Improvisation stellt zunächst nur die gemeinsame Aufgabe dar, die die Existenz der Gruppe rechtfertigt, die Art

und Weise aber, in der das Kind die psychodramatischen Rollen darstellt und der Abstand zwischen seinem Verhalten in den psychodramatischen Rollen und seinem Gruppenverhalten gibt uns zudem Aufschluß darüber, wie es sich, bewußt oder unbewußt, in der Gruppe zu verhalten wünscht.
Moreno schlägt in diesem Zusammenhang folgenden Test vor: Die Gruppe hat die Aufgabe, eine Gruppe von Soldaten gleichen Dienstgrades darzustellen. Diese hat den Befehl, feindliche Fallschirmjäger zu bekämpfen. Damit ist nur die Handlungsdirektive angegeben. Wer wird das Kommando übernehmen? Und wie? Wie wird die Aufgabenverteilung aussehen? Man kann nun jeden einzelnen Teilnehmer beobachten, seine Initiativen, seinen Beitrag zum Ablauf der Handlung untersuchen.
Kinder kann man auf diese Weise gut testen. Ein Thema, das wir sehr oft vorschlagen, ist das des Vertreters, der nacheinander eine Reihe von Neugierigen und Kunden anspricht. Jedem von diesen steht es frei, eine bestimmte Haltung einzunehmen, fordernd, ungeniert, freundlich oder unangenehm dem Verkäufer gegenüber zu sein. Auch der Verkäufer kann sich seinen verschiedenen Kunden gegenüber ganz nach seinem Belieben verhalten.
Tatsächlich gibt ein solches Experiment über sehr viel mehr als nur über die Beziehungen der Kinder in der Gruppe Aufschluß, denn das Rollenspiel ist nicht nur durch die Gruppendynamik bestimmt, sondern auch durch das, was die Rolle im Kind hervorruft, durch die Fantasmen, die sie zum Ausdruck kommen läßt.

II. Die Aussagemöglichkeiten in bezug auf das reale Verhalten

Kinder befinden sich oft in Verlegenheit, wenn sie ihre reale Situation analysieren sollen; es fällt ihnen leichter, sie mimisch darzustellen. Oft ist man erstaunt darüber, wie genau man schon nach einigen Sitzungen die Welt kennt, in der das Kind aufwächst, und man findet sich in dieser Vermutung durch eine Begegnung mit den Eltern oder mit einer Person aus der Umgebung des Kindes bestätigt. Das Kind hatte in den verschiedenen improvisierten Szenen Gelegenheit, seine eigene Rolle mit sehr viel Echtheit zu spielen, vor allem dann, wenn die Hilfstherapeuten genügend Zurückhaltung übten und sich nicht allzu offen an die Stelle der Person setzten, die sie darstellen sollten. Oft nähern sie sich in ihrem Verhalten diesen Personen nur ganz von weitem an, aber Kinder tendieren im allgemeinen dazu, diese dargestellte Person zugunsten der realen zu vergessen und ihr Verhalten der Person anzupassen, wie sie ihnen gewöhnlich begegnet, und weniger der, die im Psychodrama angedeutet wird. Man sollte sich vom Realismus dieser Improvisationen nicht täuschen lassen. Sie bleiben Spiel, Reproduktionen, von der Realität, die sie wiederholen sollen, weit entfernte Schemata. Man geht fehl in der Annahme, wir verfügten mit dem Psychodrama über ein experimentelles Verfahren, eine gegebene Situation zu wiederholen.

Ebenso sollte man auch gegenüber den von Moreno vorgeschlagenen Spontaneitätstests skeptisch sein. In ihnen wird dem Probanden abverlangt, sich einer Situation anzupassen, die man ihm zuvor beschreibt und die man dann nach Maßgabe verändert, um seine Anpassungsfähigkeit gegenüber neuen Situationen beurteilen zu können (P I, S. 123–129).

Die hierbei gemessene Spontaneität ist die des Schauspielers gegenüber einer neuen Rolle und nicht die eines Menschen gegenüber einer neuen Situation. Es ist keineswegs sicher, daß man aus der ersteren die letztere erschließen kann. Denn bei jener handelt es sich nicht um eine experimentelle, sondern um eine imaginäre Situation. Eine experimentelle Situation bestünde darin, das Individuum davon zu überzeugen, es brenne wirklich im Saale, um dann seine Anpassungsfähigkeit beobachten zu können, aber nicht darin, es diese mimisch darstellen zu lassen.

Stanislawski bediente sich übrigens dieser Methode bei der Ausbildung von Schauspielern, um danach das spontane Verhalten zu einer besseren mimischen Darstellung zu verwerten. Der umgekehrte Weg ist aber nicht möglich. Wenn ein Kind vor uns eine reale Szene spielt und sich dabei seiner natürlichen Verhaltensweisen bedient und vor uns enthüllt, so tut es dies, um zu spielen, das heißt in Abhängigkeit von einer Rolle. So zum Beispiel stellte sich M. C., zwölf Jahre alt, wenn er die Rolle des Kindes bei Tisch spielte, immer als launenhaftes, appetitloses Kind dar, das nicht essen mag. Die Untersuchung der Familiensituation zeigte, daß es sich dabei um ein reales Verhalten handelte. Der vierzehnjährige A. dagegen, der sehr heftige Wutanfälle hatte, bei denen er sich außerordentlich aggressiv und ungerecht aufführte, war unfähig, den Wütenden zu spielen; er platzte dabei vor Lachen, als ob er ein gutmütiger und sanfter Junge wäre. Und das heißt, daß man zwar im Rollenspiel auf natürliche Verhaltensweisen zurückgreifen, sie aber ebensogut verbergen kann. Spielt jemand eine Rolle sehr gut, läßt das auf seine Person schließen, spielt er sie schlecht, heißt das aber nicht das Gegenteil.

Kann man, wenn ein Kind seine Rolle mit großer Leichtigkeit und mit einem bestimmten Stil spielt, daraus mit Sicherheit folgern, es verhalte sich auch gewöhnlich so? Ganz sicher nicht. Zwar muß das Kind zweifellos irgendwo über «affektive Neigungen» verfügen, die für die Rolle erforderlich sind, sie müssen aber in seinem alltäglichen Verhalten keineswegs hervortreten. Man muß nicht eifersüchtig sein, um den Othello spielen zu können; man muß sich aber vorstellen können, was es heißt, eifersüchtig zu sein, um ihn gut zu spielen. Man muß dazu in sich die affektiven Dispositionen und Erinnerungen aufspüren, in denen man eifersüchtig war. Wenn sie nicht rein spiegelhaft spielen wollen, müssen sowohl der Schauspieler wie das Kind in der Lage sein, sich mit der Eifersucht, die sie bei einem anderen kennengelernt oder erraten haben, zu identifizieren.

Stehen uns noch andere Möglichkeiten zur Verfügung, aus denen wir schließen können, ob das Kind sich so darstellt, wie es ist, ob es so zu seinem Partner spricht, wie es auch in der Realität mit ihm sprechen würde und ob es sich schließlich anders zeigt, als es wirklich ist? Wir haben gesehen, daß die Spontaneität seines Spiels kein ausreichendes Kriterium darstellt.

Ein besseres Kriterium hat uns Lebovici mit der Verleugnung geliefert: Wenn ein Patient in seinem Spiel ein bestimmtes Verhalten durchscheinen läßt, das dem, was er zuvor über sein Verhalten äußerte, widerspricht, kann man in der Tat annehmen, daß hier ein authentisches Verhalten vorliegt, das deswegen, weil es abgelehnt wurde, nicht weniger bedeutungsvoll ist. Je stärker die Verleugnung, um so deutlicher tritt die Differenz zwischen dem hervor, was er spielt, und dem, was er spielen wollte, desto aufschlußreicher ist das gespielte Verhalten.

Allgemeiner gesagt ist das Verhalten einer Person um so authentischer, je weniger bemüht und absichtlich sie das eigene Verhalten darzustellen versucht und je mehr sie sich auf das Wiederfinden der Verhaltensweisen ihrer Umgebung konzentriert. Wenn man ein Kind bittet, seine eigene Rolle darzustellen, übt es gegenüber seinem Spiel eine gewisse Zensur aus, es bemüht sich in seinem Spiel weniger seinen Gewohnheiten als einem bestimmten Ideal zu entsprechen. Dieses Ideal kann durch elterliche oder soziale Forderungen, durch bewußte oder unbewußte Identifikationen oder durch ein aktuelles Bedürfnis nach Übereinstimmung mit der Gruppe bestimmt sein. Aus all diesen Gründen modelliert das Kind seine Rolle und verbirgt bestimmte Haltungen, die tatsächlich in seinem realen Leben vorherrschen.

Konzentriert sich das Kind dagegen auf die Darstellung von Personen aus seiner Umgebung, so ist es eines der besten ihm zur Verfügung stehenden Mittel, seine eigenen Verhaltensweisen zu benutzen, um die der anderen zu entdecken, die sie hervorriefen oder die eine Antwort darauf waren. Ganz damit beschäftigt, den anderen wiederzufinden, offenbart es dabei sich selbst. Dazu ist es aber erforderlich, daß der Hilfstherapeut, der die andere Person darstellt, durch eine neutrale Spielweise die schöpferische Anstrengung des Kindes stimuliert und es durch das Spiel selbst gewissermaßen befragt. Er muß also gleichermaßen vermeiden, allzu persönlich, wie allzu zögernd zu spielen. Er muß in jedem Augenblick die Verhaltensweisen des Kindes, die ihn darüber aufklären könnten, wie er selbst zu spielen hat, wahrnehmen können. Das Kind spürt diese Plastizität des Hilfstherapeuten und beginnt spontan, seine realen Verhaltensweisen zu entwickeln, die ihm in gewisser Weise erlauben, den anderen zu skizzieren.

Man sollte übrigens dieser Unterscheidung zwischen realem und imaginärem Verhalten keine allzu große Bedeutung zukommen lassen. Denn wir haben durch die Psychoanalyse gelernt, die große Bedeutung der imaginären Dimension des Verhaltens zu erkennen. Sicher ist es nützlich zu wissen, wie sich das Kind wirklich verhält, aber es ist genauso wichtig zu wissen, wie es glaubt oder wünscht, sich zu verhalten.

III. Die Erforschung des Imaginären

Das Psychodrama erlaubt, die imaginäre Welt des Kindes zu erforschen, die sich hinter jeder psychodramatischen Geste abzeichnet.

Schon in der Wahl des Themas, in der Schilderung, die das Kind vorweg davon gibt, und in den konkreten Details dieser Schilderung zeigt das Kind, um welche Fantasmen herum ich seine Persönlichkeit gebildet hat. So wie man beim TAT von Murray weiß, in welche thematische Richtung dieses oder jenes Bild die Erzählung lenken wird. Interessant aber ist es zu sehen, welche Vorgeschichte das Kind anbringt und wie es die Erzählung ausgehen läßt, um den Eigenwert bestimmter Bilder zu erkennen. Und was den Mythos selbst betrifft, welche Rolle will es darin

einnehmen und welche lehnt es ab? Wie sieht es die anderen Rollen? Was stellt für das Kind die Rolle des Vaters oder der Mutter dar? Wie spezifiziert es selbst jede Rolle, auf welchen signifikanten Gesten beruht seine Darstellung?
Man könnte zahllose Fragen aufzählen, die sich bei der Erforschung der imaginären Aktivität im psychodramatischen Spiel stellen. Dies gilt übrigens für die spontane Improvisation ebenso wie für bestimmte, festgelegte Situationen. Del Torto und Cornyetz haben eine Reihe von Gruppensituationen zu einem *psychodramatischen Test* zusammengestellt: Nach einer zwanglosen Unterhaltung mit dem «Leiter»[23] wird der Patient aufgefordert, eine Szene seiner Wahl zu spielen, um zunächst das Vertrauen in seine Improvisationsfähigkeit zu stärken. Anschließend geht man zum standardisierten Teil des Tests über, in dem man ihm neun verschiedene Situationen vorschlägt:
– eine Szene mit einer von ihm erfundenen imaginären Person zu spielen;
– mit einer Hilfsfigur eine Szene zu improvisieren, deren Zentrum ein imaginäres Objekt seiner Wahl ist;
– eine Szene mit drei Objekten zu improvisieren, die ihm angegeben werden;
– in einer festgelegten Rolle eine Szene nacheinander mit verschiedenen Hilfsfiguren zu spielen;
– sich während des Spiels einer dramatischen Situation anzupassen, ohne zuvor über das improvisierte Thema informiert worden zu sein;
– mit einer Hilfsfigur in einer genau bestimmten Rolle eine stumme Szene zu spielen;
– einen Rollenwechsel im Laufe der Improvisation vorzunehmen;
– sich nacheinander an drei verschiedene, aufeinanderfolgende Situationen anzupassen;

[23] *J. Del Torto* und *P. Cornyetz,* a.a.O., S. 15.

– den Rahmen einer Situation zu beschreiben und sich in sie im Verlauf einer erfundenen Handlung hineinzuversetzen.

Solche Situationen sind denen des TAT vergleichbar. Ebenso interessante Informationen kann man jedoch auch in der freien Improvisation gewinnen.

Wenn ein Kind die Rolle eines Elternteils oder eine ähnliche symbolische Rolle spielen soll, stellt es sie oft, ohne es zu wollen, so dar, wie es sie sieht, und liefert uns damit ein bezeichnendes Bild seiner Sichtweise der anderen. So führt uns beispielsweise ein Heranwachsender das Bild eines aggressiven, ironischen und ungerechten Vaters vor, der sich systematisch gegen das Kind stellt, während eine Unterhaltung mit dem Vater ein ganz anderes Bild von ihm ergibt: das eines zutiefst beunruhigten Vaters – und dies übrigens mehr über die Zwangssymptome seines Sohnes als über die Charakterzüge, die uns dieser als Substanz seiner Beziehung zum Vater dargestellt hat. Das Zeugnis der Mutter übrigens, in dem der Vater ähnlich wie in den Schilderungen des Kindes erscheint, kann diesen Eindruck nuancieren. Der Junge hat das Bild des Vaters nicht einfach «erfunden», er hat nur eine Reihe von Merkmalen herausgegriffen, um eine Karikatur des Vaters entwerfen zu können, gegenüber der er, wie die dramatische Improvisation zeigt, die Haltung des verfolgten Verfolgers einnimmt.

Man kann oft beobachten, daß Kinder auf diese Weise strenge und ungerechte Väter und Mütter darstellen, während sie für sich durchaus einen Unterschied zwischen realem und dargestelltem Verhalten der Eltern machen.

Ein ganzes fantasmatisches «Bestiarium» kann so in der dramatischen Improvisation das Licht der Welt erblicken. Diese mehr oder weniger symbolischen elterlichen «Bilder» bekommen deutlichere Umrisse, wenn das Kind meint, imaginäre Figuren zu erfinden; sie können aber ebenso auftreten, wenn es versucht, die Rolle eines Elternteils realistisch wiederzugeben.

Spielt das Kind also eine andere Person, so enthüllt es dabei sich selbst, und spielt es sich selbst, so zeigt es, wie es sich selbst sieht.

Ein solches Schwanken zwischen realen und imaginären Haltungen ist für das psychodramatische Spiel kennzeichnend. An ihm zeigt sich, daß die bewußt-intentionale Sichtweise, die das Spiel lenkt, zugleich auch immer eine imaginäre ist, sei es des Anderen, durch den die eigenen realen Verhaltensweisen entdeckt werden können, sei es der eigenen Person.

Die psychodramatische Erforschung des Imaginären beschränkt sich übrigens nicht auf den Ausdruck der Fantasmen; sie ermöglicht uns auch, zu beobachten, wie das Kind auf die verschiedenen Bilder reagiert. Oft weicht es dem Dialog aus, vermeidet jede Spontaneität und spielt seine Rolle dünn und künstlich. Das kann daran liegen, daß ihm entweder seine Rolle oder die eines anderen oder die Situation unangenehm sind. Man sieht es also vor bestimmten symbolischen oder realen Situationen fliehen, gleichgültig, wie seine Rolle darin aussieht.

Boring und Deabler[24] haben zwölf Situationen zusammengestellt, in denen solche Möglichkeiten systematisch erforscht werden können. Diese Situationen sollen, nach der Art der Fabeln von Duss, Grundkonflikte hervorrufen und eine Beobachtung des Rollenverhaltens in diesen Konflikten ermöglichen. Man gibt zum Beispiel dem Betreffenden folgende Anweisungen: «Du bist zehn Jahre alt, es ist Donnerstag, und ein großer Zirkus hat in der Stadt seine Zelte aufgeschlagen! Schon vor mehreren Tagen hast du mit einem Freund geplant, dir den Umzug anzuschauen und sogar die Vorstellung zu besuchen. Es ist Frühstückszeit, und deine Mutter sagt: beeil dich, wir müssen den Frühzug nehmen!» Derjenige, der die Mutter spielt, hat die Anweisung erhalten: «Schon vor einiger Zeit haben Sie geplant, mit Ihrem Sohn zum Professor X in die Nachbarstadt zu fahren, um ihn dort

[24] *R. O. Boring* und *M. L. Deabler,* A simplified psychodramatic approach in group therapy. In: J. Clin. Psychol., USA, 7, Nr. 4, 1951, S. 371–375.

zur Gesangsstunde anzumelden. Sie haben dafür einen ganztägigen Aufenthalt vorgesehen. Es ist Donnerstagmorgen, beim Frühstück, die Szene beginnt damit, daß Sie sagen, beeil dich, wir müssen den Frühzug nehmen.»
Auf diese Weise erlaubt uns das Psychodrama durch die Beobachtung der Gruppe und durch die Wiederholung realer und imaginärer Szenen eine diagnostische Einschätzung, allerdings mit der Einschränkung, daß es sich mehr dem Formalen und weniger dem Inhaltlichen zuwendet.

IV. Untersuchung der Rollen

Es ist interessant, die Spontaneität eines Kindes zu beobachten und zu untersuchen, wie es sein Verhalten den Rollenanforderungen unterordnet. Zusammenfassend gesagt, geht es darum, seine dramatischen Qualitäten näher kennenzulernen. Sie in psychologischen Begriffen zu beschreiben, ist schwierig. Sollte man mit Moreno einen Faktor S, der den Grad der Spontaneität angibt, einführen?
Die Spontaneität, die sich in den Rollen entwickelt, ist nicht in Analogie zur natürlichen Spontaneität zu sehen. Natürliche Spontaneität meint die Fähigkeit des Individuums, sich neuen Situationen anzupassen. Sie impliziert das Aufgeben vorgefaßter Haltungen, eine gewisse Leichtigkeit, sich von Wiederholungstendenzen zu lösen, gute Fähigkeiten vorausschauender Organisation und eine reiche Imaginations- sowie Antizipationsfähigkeit. Die dramatische Spontaneität dagegen meint einfach die Fähigkeit, sein Verhalten in Abhängigkeit von einer gegebenen Rolle zu ordnen. Dies impliziert die Fähigkeit, affektive Dispositionen umzuformen, Erinnerungen im Sinn der Rolle aufzuspüren, gegensätzliche Affekte zu unterdrücken und innere Kräfte zu mobilisieren, die der emotionale Gehalt der Rolle erfordert.

Eine solche Beweglichkeit in der Anpassung an die Rolle ist also nicht Widerspiegelung dessen, was wir außerhalb der psychodramatischen Situation unter Spontaneität verstehen. Sie hat eher etwas zu tun mit dem Begriff der Plastizität. Bei diesem muß man allerdings unterscheiden zwischen einer normalen Plastizität, die die Fähigkeit des Individuums meint, verschiedene Rollen übernehmen zu können, und einer pathologischen Plastizität, die dem Begriff der Suggestibilität nahekommt und die Neigung bestimmter Individuen bezeichnet, sich in ihrem Verhalten den vermuteten Wünschen der anderen anzupassen.
Man kann die normale Plastizität dem rigiden Charakter und den neurotischen Hemmungen entgegensetzen. Sie zeugt in der Tat von einer Anpassungsfähigkeit, die frei von jeder Verhaltensstereotypie ist, und nähert sich damit wieder dem Begriff der Spontaneität. Es besteht jedoch eine allgemeine Tendenz, Rolleneignung und pathologische Plastizität zu verwechseln und in der Eignung zum dramatischen Spiel die Widerspiegelung einer hysterischen Struktur zu sehen. Im Gegensatz dazu zeigt uns die Erfahrung mit dem Psychodrama, daß hysterische, krankhaft suggestible Personen oft keineswegs die größte Begabung zur dramatischen Spontaneität haben und sich in der Rollenimprovisation recht starr verhalten. Man muß also die pathologische von der normalen Plastizität unterscheiden, wie sie sich im Psychodrama zeigt.
Für die pathologische Formbarkeit sind zwei Dinge kennzeichnend: Übertriebene Identifikation mit dem anderen und die Neigung, im eigenen Verhalten das auszudrücken, wovon man glaubt, daß es der andere wünscht.
Im Gegensatz dazu bestimmen bei der normalen Plastizität die Situation und die Anforderungen der Ko-Improvisation die Spielweise. Bei ihr finden wir nicht wie beim Neurotiker Unterwerfung unter den anderen als absolutes Subjekt.
Zusammenfassend gesagt: Je fähiger ein Mensch ist, verschiedene Rollen zu spielen, die ihm angeboten werden, desto berechtigter

kann man geistige Beweglichkeit, das Fehlen starrer Charakterstrukturen oder neurotischer Hemmungen annehmen.
Dabei handelt es sich aber um eine globale Einschätzung, die den qualitativen Unterschieden nicht gerecht wird. Denn jedes Individuum verfügt über bestimmte Dispositionen, aus denen eine Bevorzugung bestimmter Rollen resultiert. Diese Dispositionen sind Widerspiegelungen psychischer Eigenarten. Moreno hat sich bemüht, dieser Schwierigkeit durch das folgende Experiment gerecht zu werden:
In einer Kleinstadt haben sich fünf Personen daran gemacht, die für die Gemeinde charakteristischen Rollen festzulegen, die auch von Kindern übernommen werden können oder später übernommen werden könnten. Es ergaben sich fünfundfünfzig: Vater-Mutter, Bruder-Schwester, Arzt, Krankenschwester, Gärtner und so weiter.
Die Kinder werden nun gebeten, jede der Rollen zu spielen. Um die Spontaneität des Spiels zu begünstigen, wird es als Porträtspiel organisiert, bei dem eine Rolle von den anderen Teilnehmern erraten werden muß. Später läßt man die Kinder die Rollen erraten, die von Erwachsenen gespielt werden. Auf diese Weise kann man für jedes Kind eine Maßzahl berechnen, die das Verhältnis von gespielten (nicht erkennbaren, zum Teil bewältigten, «gegen den Strich» gespielten, korrekt gespielten) und erratenen Rollen angibt. Die Leichtigkeit, mit der jede Rolle in einem gegebenen Milieu gespielt wird, wird durch die Zahl der Kinder angegeben, die sie korrekt spielen. Diese Untersuchung ermöglicht, für jedes einzelne Kind die Beziehung zwischen leicht bewältigten und mehr oder weniger abgelehnten Rollen zu bestimmen. Für eine Gruppe von Kindern kann man mit ihr zudem die «Prägnanz»[25] dieser oder jener Rolle abschätzen.

[25] Anm. des Ü.: Prägnanz ist ein gestaltpsychologischer Begriff, der die scharfe Umrissenheit und Deutlichkeit besonders psychischer Strukturen und Gestalten meint.

Zweierlei Faktoren wirken hier: ein sozialer und ein psychologischer.
In einer bestimmten Gesellschaft mag eine Rolle leicht, in einer anderen nur schwer akzeptiert werden. Moreno hat hierzu fast karikierende Beispiele angeführt: Die Rollen des Gelehrten oder des Piloten sind für primitive Gesellschaften uninteressant! Man kann aber in der alltäglichen Praxis durchaus Beobachtungen dieser Art machen: Rollen, die der griechischen oder römischen Mythologie entlehnt sind, sind für Kinder mit Grundschulbildung kaum interessant.
Auf der anderen Seite hat die Leichtigkeit, mit der es eine bestimmte Rolle spielt, bei jedem Kind auch psychologische Ursachen. Je mehr die soziale Determiniertheit einer Rolle erkannt wird, desto leichter kann sie gespielt werden. Je persönlicher und konkreter sie empfunden wird, je mehr Beziehungen zum privaten Leben eines Kindes sie hat, desto schwerer ist es, sie zu spielen.
Für das improvisierte Psychodrama ist eine solche Untersuchung gleichermaßen interessant. Man beobachtet dann über mehrere Sitzungen, welche Wahl ein Kind trifft und wie es sich bei bestimmten Rollentypen verhält, in welchen Situationen sein Spiel die Spontaneität verliert, oberflächlich und gekünstelt wird.

Wir haben nun die zahlreichen Methoden, die uns zur Erforschung der kindlichen Persönlichkeit zur Verfügung stehen, aufgezählt und beschrieben.
Man kann das Kind bitten, eine reale Szene aus seinem gegenwärtigen Leben zu spielen, eine Szene seiner Wahl oder eine typische, von uns festgelegte Szene, oder man bittet es, an einer kollektiven dramatischen Improvisation teilzunehmen. Gleichgültig, welche Methode man verwendet, sollte man sich immer an das halten, was uns über seine reale Situation, aber auch über seine Fantasmen und darüber informiert, wie es seine Um-

gebung und sich selbst wahrnimmt. Wir konnten sehen, daß es sich keineswegs immer dann am besten spielt, wenn es sich selbst spielen soll, sondern vielmehr dann, wenn es vor sich und den anderen eine andere Person entstehen läßt und dabei Akzente seiner eigenen Rolle findet, die sehr viel mehr über es selbst aussagen. Schließlich sahen wir, daß man den realen Inhalt vom imaginären nicht radikal trennen kann.
Wie soll sich nun unabhängig von all diesen psychodramatischen Varianten die Hilfsfigur verhalten, die beauftragt ist, dem Kind in seiner Selbstdarstellung zu helfen? Zunächst muß der Erwachsene, der diese Funktion hat, psychisch so beweglich sein, daß er sich jeder beliebigen Rolle anpassen kann. Er muß sich selbstverständlich von jeder allzu großen Beeinflussung durch seine eigenen Fantasmen freimachen und unmittelbar erkennen können, was das Kind im Spiel von seiner eigenen Rolle durchblicken läßt. Die von ihm verlangte Haltung ist paradox. Er muß der Person, die er darstellt, genügend «Gewicht» verleihen, damit das Kind sie als lebendig empfindet, sie aber zugleich «unbestimmt» lassen, damit das Kind auf das Bild reagiert, das es selbst von dieser Person hat und nicht auf das, das ihm das Psychodrama vermittelt. Im Geheimnis dieser Ambiguität liegt vielleicht eine der wesentlichsten Qualitäten des Psychodramatikers, zumindest die, die ihm ein besseres Verständnis des Kindes erlaubt.

Fünftes Kapitel

DAS THERAPEUTISCHE PSYCHODRAMA

Das Psychodrama stellt eine gruppenpsychotherapeutische Methode dar. Seit fünfzehn Jahren hat seine Anwendung in Frankreich kontinuierlich zugenommen; die gegenwärtig bestehenden Behandlungszentren, in denen psychodramatisch gearbeitet wird, sind kaum noch zu zählen. Die Wirksamkeit der Methode aber und die Gründe für ihre Ausbreitung unter einem einheitlichen Gesichtspunkt zu erklären, erscheint fast unmöglich.

Wie bei jeder anderen Form der Psychotherapie liegt dies hauptsächlich an der kleinen Zahl von Kindern, die jeweils von einem psychodramatischen Team behandelt werden können. Ein Team kann maximal vier bis fünf Kinder pro Stunde behandeln. Zudem ist seine Erfahrung meist beschränkt, da die Behandlung sehr lange dauert und da nur wenige Teams den Hauptteil ihrer Zeit dieser Behandlungsform widmen. Einzig die des Psychopädagogischen Zentrums der Académie de Paris verfügt bis jetzt über eine so große Anzahl behandelter Fälle, daß eine Statistik aufgestellt werden kann. Eine Bestandsaufnahme der Behandlungsaktivität von zwei Psychodramatikergruppen für das Schuljahr 1952 bis 1953 ergab, daß von 63 behandelten Kindern 21 die Behandlung, meist vor der fünften Sitzung, abbrachen, bei 7 kein positives Ergebnis zu registrieren war, 22 teilweise gebessert wurden und 13 eine Besserung auf allen Ebenen erzielten[26].

[26] Association des Centres Psychopédagogiques des Etablissements d'Enseignement. Rapport sur l'activité des premiers Centres psychopédagogiques à Paris *(C. Bernard)*, Straßburg, Mühlhausen und Paris 1954.

Dies sind nur sehr summarische Angaben; das kann aber gar nicht anders sein, wenn man die Vielzahl der behandelten psychopathologischen Symptome und die Plastizität kinderpsychiatrischer Symptome in Rechnung stellt. Aus eben diesen Gründen ist es auch schwierig, die Ergebnisse der verschiedenen Praktikergruppen systematisch zusammenzufassen. Deshalb ist es im Augenblick besser, sich wie Lebovici und seine Mitarbeiter mit Gesamteindrücken zufriedenzugeben.
Zur Beurteilung des Psychodramas haben wir zur Zeit kein besseres Kriterium als das seiner großen Verbreitung. Es wird mehr und mehr in Krankenhäusern, Beratungs- und Erziehungsberatungsstellen angewandt. Ein solcher Erfolg ist zunächst natürlich nur Ausdruck einer vorübergehenden Begeisterung, sein Andauern läßt sich aber nur dadurch erklären, daß diese Methode denen, die sie anwenden, interessante und nützliche Ergebnisse einbringt. Unsere eigene Erfahrung kann dies nur bestätigen: Man kann von zehn charakterlich oder neurotisch Fehlangepaßten, abgesehen von Psychosen und schweren Neurosen, bei fünf bis sechs Kindern mit einer erfolgreichen Behandlung rechnen.
An dieser Stelle jedoch erscheint es uns sinnvoller, die therapeutischen Möglichkeiten und Anwendungsbereiche der Methode darzustellen, um die Handhabung und die Indikationsarten des therapeutischen Psychodramas zu präzisieren.
Sie liegen in der dramatischen Improvisation, der Gruppendynamik und der Therapeut-Kind-Beziehung im eigentlichen Sinn.

I. Die therapeutischen Möglichkeiten der dramatischen Improvisation

Wenn wir mit Kindern oder Jugendlichen eine Gruppe mit therapeutischem Ziel bilden, so liegt schon in der gemeinsamen Anerkennung dieses Ziels durch die Gruppe und in den Anstren-

gungen, die jeder Einzelne unternimmt, um den zukünftigen Aufgaben gerecht zu werden, der Anfang von Gruppenphänomenen, deren therapeutischer Effekt unbestreitbar ist.
In unserem Zusammenhang aber liegen schon in der Besonderheit der Aufgabe, das heißt in der dramatischen Improvisation selbst, positive Wirkungen. Die Wichtigkeit dieser Wirkungen kann man an dem Vorrang ermessen, den das dramatische Spiel gegenüber jeder anderen Beschäftigung, Aktivität oder Reflexion im Laufe der Sitzung hat.
Der dramatischen Handlung werden übrigens schon seit sehr langem heilsame Wirkungen zugeschrieben. Schon zu Beginn seiner Arbeit bezog sich Moreno auf die Schriften des Aristoteles.

a) Die kathartischen Wirkungen

Das Psychodrama stellt eine kathartische Methode par exellence dar. Seine Wirkungen sind um so ausgeprägter, je weniger die Darstellung eine dramatische Handlung wiederholt, die uns aus frühester Zeit im starren Gehäuse eines geschriebenen Textes, der Exegesen oder des traditionellen Ballastes überliefert wurde, der sich im Laufe der Zeit um sie gebildet hat, je mehr es sich also um eine ständig erneuerte, immer unvorhersehbare Improvisation handelt, die sowohl beim Zuschauer wie auch beim Schauspieler echte Gefühle hervorzurufen vermag.
In jedem Fall liegt das Wesentliche des Psychodramas in der Freisetzung von Emotionen, in der «Läuterung» der Leidenschaften.
Ganz allgemein bedeutet jede Äußerung eines mehr oder weniger zurückgehaltenen Gefühls immer eine gewisse Erleichterung. Diese Beobachtung kann man in jeder Psychotherapie machen, und zwar um so mehr, je intensiver und länger die Gefühle unterdrückt waren.
Dabei handelt es sich aber um eine vorübergehende Begleiterscheinung, die nichts zu einer wirklichen Veränderung des Individuums beiträgt.

Ist dieses emotionale Abreagieren nicht mit einer strukturellen Änderung verbunden, oder, in anderen Worten, bleiben die psychischen Ursachen des Affektes unangetastet, so wiederholt sich dieser emotionale Ausbruch mit seiner unmittelbar eintretenden Erleichterung bei jeder Gelegenheit, ohne seine Ambivalenz zu verlieren, vorübergehend und repetitiv zugleich zu sein. Wenn das Abreagieren unter bestimmten Umständen zu einer dauerhaften Veränderung des Gefühlshaushaltes führt, dann erfahren in diesem Fall die psychischen Determinationen, die Repräsentanzen, Triebe und Fantasmen, die den Gefühlen zugrundeliegen, eine besondere psychische Bearbeitung, die einen stabilen Strukturwandel der Persönlichkeit nach sich zieht.

So etwas ist bei bestimmten traumatischen Neurosen möglich, bei denen ein emotionales Wiederaufleben der traumatischen Szene manchmal zum Verschwinden der affektiven Rückstände führt, die unabhängig von den ursprünglichen traumatischen Ereignissen weiterexistieren.

Diesen Weg schlugen Breuer und Freud bei der kathartischen Behandlung hysterischer Zustände ein. Tatsächlich handelte es sich dabei weniger um eine Förderung des affektiven Ausdrucks, sondern mehr darum, durch das Wiederaufleben bestimmter vergangener Szenen die Verbindung zwischen der traumatischen Szene und dem hysterischen Symptom in den Griff zu bekommen.

Der Schwerpunkt ihrer Arbeit lag darin, den störenden und scheinbar unmotivierten Affekt wieder in den Kontext der traumatischen Situation einzugliedern.

Sehr schnell aber erkannte Freud, daß ein solches pathogenes Schema nur eine beschränkte und zum Teil ungenaue Beschreibung der Pathogenität von Neurosen darstellt.

Wie man weiß, wurde vor allem die determinierende Kraft der traumatischen Szene in Frage gestellt.

Die Entwicklung der psychoanalytischen Methode erlaubte dann, die volle Bedeutung der Übertragungsphänomene und der infan-

tilen Neurose zu erkennen. Die kathartische Wiedererinnerung einer eventuell vorhandenen traumatischen Szene trat in den Hintergrund.
In der Übertragungssituation entfalten sich bestimmte, bis dahin unterdrückte und vor allem in die Symptombildung verschobene Gefühle. Dadurch können sie zum Gegenstand einer neuen Verarbeitung werden, in der durch die Interpretation der Übertragung die frühkindlichen Situationen, in denen die Neurose entstand, wiedererinnert werden.
Was im Laufe der psychoanalytischen Behandlung tatsächlich erlebt wird, ist die Übertragungssituation. Die Wiedererinnerung der Vergangenheit ist nicht notwendig von kathartischen Effekten begleitet. Das Interesse der Psychoanalyse liegt darin, der aktuellen Situation, so wie sie vom Patienten erlebt und imaginiert wird, ihren wahren Sinn zu geben.
Die psychodramatische Katharsis hat offensichtlich die umgekehrte Wirkung. Das theatralische Spiel erlaubt vielleicht auch durch das Ausdrücken der eigenen Gefühle in einer Rolle, vergangene Situationen wiederzuerleben und deren emotionalen Kontext zu finden, vor allem aber bietet es dem Subjekt die Gelegenheit, latente affektive Tendenzen in sich zu entdecken, die sich bisher nicht entwickeln konnten, weil die Lebensumstände die dazu geeigneten Bedingungen nicht boten oder weil sie zu konflikthaft waren und Abwehrmechanismen hervorriefen.
So kann beispielsweise ein gehemmtes Kind, das die Rolle einer heftigen, aggressiven und ersüchtigen Person spielen muß, plötzlich an sich selbst eine bestimmte Art, heftig und aggressiv zu sein entdecken, die ihm bis dahin aufgrund moralischer und sozialer Verbote unbekannt waren. «Es ist eine der Aufgaben psychodramatischer Behandlung, das Individuum dahin zu bringen, erlebte und nicht erlebte Dimensionen seiner inneren Welt zu entdecken» (P I, S. 18).
Die psychodramatische Behandlung ist also unhistorisch, das heißt,

sie ist nicht notwendig mit vergangenen Ereignissen verbunden. Dieser Begriff des Unhistorischen kann allerdings irreführen. Denn es kann vorkommen, daß ein Affekt oder eine Verhaltensweise in der Vergangenheit niemals bewußt erlebt wurde. Dennoch kann man daraus nicht auf eine völlige Latenz der zugrundeliegenden Tendenz schließen. Die psychoanalytische Theorie und die Kenntnis der unbewußten fantasmatischen Aktivitäten lassen es denkbar erscheinen, daß die Enthüllung ganz neuer Verhaltensweisen im dramatischen Spiel nur Ausdruck dieser real, wenn auch unbewußt erlebten fantasmatischen Vergangenheit sind.

Die psychodramatische Katharsis ist ebenso interpersonal. Denn Gefühle äußern sich in der Beziehung zum anderen. In ihr liegt der Akzent nicht auf dem Inhalt des emotional Wiedererlebten, sondern auf dem Rahmen, in dem etwas wiedererlebt wird. Man kann mit Moreno sagen, daß das Psychodrama eine «neue Welt» realisiert, in der auf gewisse Weise alles erlebt werden kann.

Dieser *kathartische Effekt* muß sich nicht notwendig schon zu Beginn des dramatischen Spiels einstellen. Denn von der Aufgabe zu spielen bis hin zur kathartischen emotionalen Teilnahme sind zahlreiche Hindernisse zu überwinden. Um die Echtheit des Abreagierens beurteilen zu können, muß man gleichermaßen Qualität und Reichtum des Spiels sowie die Intensität des affektiven Ausdrucks berücksichtigen und danach fragen, ob dieser lustvoll oder angsterfüllt war.

Während einer Sitzung soll die vierzehnjährige E. die Verteidigung ihrer Freundin C. gegenüber deren verständnislosen Eltern übernehmen. Die beiden Mädchen nehmen das Spiel überhaupt nicht ernst, aber E. argumentiert mit Tatsachen und Gefühlen, die C. und die Beziehung zu ihren Eltern wirklich betreffen. C. verändert daraufhin ihre Mimik, läßt ihre ironische und skeptische Haltung fallen, hört auf, distanziert zu spielen und bekommt einen ängstlichen Ausdruck, der E. nicht entgeht. Diese aber fährt fort, ihre Rolle mit dem, was sie über die Probleme ihrer Freundin weiß, zu «nähren». Ihr Tonfall wird heftiger und ernsthafter, sie beginnt ihre Proteste zu verallgemeinern und scheint plötzlich ihrem ganzen Zorn gegen das gemeinsame Bild der Eltern im Namen ihrer Freundin und in ihrem eigenen Namen Luft zu machen.

Umgekehrt findet ein elfjähriger Junge, dem es zuvor unerträglich war, Erwachsenenrollen zu spielen, Gefallen an der Rolle des Arztes. Sein Spiel, bis dahin auf ein Minimum notwendigen Ausdrucks beschränkt, wird beweglich und reich. Seine Repliken werden häufiger, er erfindet neue Ansatzpunkte, um eine Situation, die ihm offensichtlich Vergnügen bereitet, andauern zu lassen, um eine Szene, die er früher hastig hinter sich gebracht hätte, zu verlängern.

b) Die symbolische Verwirklichung

Die imaginierte Szene enthält immer einen Sinn, der über sie hinausweist. Die formalen Strukturen, die wir als in jeder dramatischen Artikulation gegenwärtig erkannten, weisen auf eine Reihe bestimmter Situationen hin, die einen symbolischen Wert haben.

Alles spricht dafür, daß die Darstellung solcher symbolischer Themen therapeutisch wirksam ist.

Das Kind erlebt im Laufe seiner affektiven Entwicklung eine Reihe bestimmter Situationen, die, unabhängig von den individuellen Lebensumständen, allgemeine Merkmale aufweisen und die man mit bemerkenswerter Stetigkeit in der Lebensgeschichte eines jeden Menschen wiederfinden kann. Jedes Kind erlebt im Schoße seiner Familie mit seinen Eltern und seiner unmittelbaren Umgebung Situationen, die absolut persönlich erscheinen. In Wirklichkeit aber gehorcht die Entfaltung dieser intrafamiliären Beziehung allgemeinen Gesetzen, deren Kenntnis wir der modernen Anthropologie und der Psychoanalyse verdanken.

Weit mehr noch: das Studium der religiösen Mythen, der Folklore, der Sagen und Märchen und der großen literarischen Themen hat gezeigt, daß sie in engem Zusammenhang mit den dramatischen Situationen stehen, die in der Familie entstehen und die die affektive Entwicklung des Kindes prägen.

In der psychodramatischen Improvisation, ob sie nun von Familiensituationen oder von mehr oder weniger phantasierten Themen ausgeht, finden die Kinder diese großen mythischen Themen wieder.

Während sie sie im Spiel entdecken, lernen sie zugleich, ihre Familiengeschichte, ihre Bestrebungen und Konflikte von den persönlichen Implikationen zu lösen. In der Darstellung des Mythos entdecken sie die universelle Tragweite des scheinbar nur Persönlichen. Diese Entdeckung ist übrigens nicht an sich schon interessant, sie ist wichtig nur aufgrund der Tatsache, daß durch sie das Familiendrama von seiner leidenschaftlichen Besetzung befreit wird und allgemeinere Bedeutung erhält. Ein Kind, das eifersüchtig auf seinen Vater oder seine Mutter ist, entdeckt in dem Maß, in dem es die Eifersucht in dieser oder jener Form dramatischer Darstellung in die Dimension eines universalen Mythos erhoben sieht, daß diese Eifersucht alles andere als von ihm selbst erfunden, sondern daß es selbst nur einer unter den vielen Interpreten eines universalen Dramas ist.

Die psychodramatische Katharsis ist also nicht nur interpersonal, sie ist auch mythisch. Erst in einer in die mythische Dimension gehobenen Situation kann das Kind die Tragweite dieses oder jenes Gefühls erfassen.

Einen Konflikt aus seinem realen Zusammenhang herauszunehmen und in den Kontext eines dramatischen Themas zu stellen, heißt nicht, sich von ihm zu distanzieren oder ihn zu «intellektualisieren». Die Beschwörung, um die es sich dabei handelt, hat nur deswegen einen Sinn, weil sie im Zusammenhang einer symbolischen Darstellung steht.

Es ist interessant, diese Sichtweise mit der Art und Weise zu vergleichen, in der Freud dem kleinen Hans erklärt, daß sein

Konflikt und seine Gefühle einem allgemeinen Gesetz gehorchen. «Lange, ehe er auf die Welt kam, hätte ich schon gewußt, daß ein kleiner Hans kommen werde, der seine Mutter so lieb hätte, daß er sich darum vor dem Vater fürchten müßte, und hätte es seinem Vater erzählt.»[27]

Freud hat den zentralen Stellenwert des Ödipusmythos in der Entwicklung der Familienstruktur aufgezeigt. Wie Ödipus seinem Schicksal nicht entgehen konnte, wird jedes Kind inmitten individuell äußerst verschiedener Familiensituationen mit derselben dramatischen Situation konfrontiert. Wir wollen hier nicht auf den determinierenden Charakter des Ödipuskonfliktes für die Reifung des Kindes eingehen. Festgehalten werden soll, daß sich uns im Psychodrama gleichfalls diese Vorrangstellung und Relevanz des Ödipusmythos innerhalb der Symbolik der Themen zeigt. Heißt das, daß er impliziert in jedem psychodramatischen Thema mit enthalten ist? Wir sind geneigt, dies zu glauben.

Einerseits wird das Kind in der psychodramatischen Situation, soweit ihm in ihr ein Therapeutenpaar gegenübersteht, automatisch in eine Dreiecksbeziehung hineingestellt, die unfehlbar die Dreieckssituation der Familie und damit das «Ödipusdrama» evoziert.

Man kann andererseits einwenden, daß es für die dramatische Improvisation nicht absolut erforderlich ist, das psychodramatische Feld durch das Bild eines Therapeutenpaares zu strukturieren, das seinerseits das Bild des Elternpaares hervorruft. Erinnern wir uns aber an das, was unsere Analyse der dramatischen Situation ergab: Wir sahen, daß am Anfang jeder dramatischen Sequenz neben einem Subjekt und einem begehrten Objekt auch noch ein Vermittler stehen muß, der auf irgendeine Art über das begehrte Objekt verfügt. Man kann also sagen, daß jede dramatische Handlung von einer Dreieckssituation ausgehen

[27] *S. Freud,* Analyse der Phobie eines fünfjährigen Knaben, GW VII, S. 277.

muß. Wohlgemerkt, das heißt nicht, daß drei Personen erforderlich sind, denn das begehrte Objekt und der Dritte, der es besitzt, können ein und dieselbe Person sein.
Wenn nun aber jede dramatische Handlung, unabhängig von der Anzahl der dramatischen Figuren, die Anwesenheit von drei dramatischen Funktionen erfordert, wird verständlich, daß eine solche Ausdrucksform die Projektion der ödipalen Situation hervorruft, insofern diese den institutionellen Rahmen darstellt, in dem jeder Mensch seine libidinösen Aspirationen artikuliert.
Der mythische Charakter des Ödipuskonfliktes ist übrigens von Freud ausdrücklich hervorgehoben worden. Über den Mythos der Urhorde und den Vatermord schreibt er: «Der Mythos ist also der erste Schritt, mit dem der einzelne aus der Massenpsychologie austritt. Der erste Mythos war sicherlich der psychologische, ein Heroenmythos. Der Dichter, der diesen Schritt getan hat und sich so in der Phantasie von der Masse gelöst hat, weiß nach einer weiteren Bemerkung von Rank doch in der Wirklichkeit die Rückkehr zu ihr zu finden. Denn er geht hin und erzählt dieser Masse die Taten seines Helden, die er erfunden hat. Dieser Held ist im Grunde kein anderer als er selbst. Er senkt sich somit zur Realität herab und hebt seine Hörer zur Phantasie empor. Die Hörer aber verstehen den Dichter, sie können sich aufgrund der nämlichen sehnsüchtigen Beziehung zum Urvater mit dem Heros identifizieren.»[28]
Diese Zeilen könnten genausogut über das Psychodrama geschrieben worden sein. Durch das im Spiel zum Leben erweckte Thema hindurch findet das Kind seine eigene, aber zum Mythos erhobene Geschichte wieder. Im Mythos erhält seine Geschichte einen universalen Wert. Durch die verschiedenen Rollen, die die mythische Situation enthält, dringen die Kinder zu deren symbolischem Sinn vor. Indem sie abwechselnd mal diese und mal jene Rolle spielen, lernen sie das Thema gewissermaßen zu konjugieren,

[28] *S. Freud,* Massenpsychologie und Ich-Analyse, GW XIII, S. 153.

es aus verschiedenen Perspektiven zu sehen. Dadurch befreien sie sich aus ihrer festgelegten Position, die sie zu beherrschen glaubten, während sie doch nur deren Akteure waren.
Der Rollenwechsel, die Wiederholung eines allgemeinen Themas in verschiedener Form, die Auswahl verschiedener Rollen während einer Sitzung sind für das Kind Mittel, das eigene Drama zu allgemeinerer Bedeutung zu erheben.

c) Das Rollenspiel

Die psychodramatische Katharsis bezieht also all ihren Wert daraus, daß sie sich im Rahmen einer symbolischen Darstellung vollzieht.
Das allerdings macht es nicht überflüssig, daß das Kind seiner Rolle im Spiel voll gerecht wird.
Es kann sich selbstverständlich nicht darum handeln, die psychodramatische einer realen Situation anzugleichen. Vielmehr geht es darum, dem Kind zu helfen, seine persönlichen Gefühle, Erinnerungen und Verhaltensweisen so zu ordnen, wie es die Rolle erfordert.
Dabei vermischt das Kind nicht einfach die reale und die gespielte Rolle, sondern es entdeckt, welche Gefühle und welches Verhalten die Rolle von ihm fordert. Es vollzieht dabei eine Art Übertragung, die ihm ein besseres Verständnis der Rolle ermöglicht. Es läge nahe zu glauben, daß seine Spontaneität groß, aber nutzlos ist, wenn eine Rolle seiner eigenen Situation sehr ähnlich ist.
Wie wir jedoch bereits sahen, haben Kinder und vor allem Heranwachsende oft große Schwierigkeiten bei der Darstellung der eigenen Rolle. Erst indem das Kind im Spiel seine eigene Rolle wiedererstehen läßt, erkennt es den Sinn seiner eigenen Verhaltensweisen. Was ihm zuvor «selbstverständlich», ganz an seine vitalen Situationen gebunden schien, erweist sich als spielbar, das heißt als mit einer Bedeutung behaftet, die von einer Rolle abhängt. Es löst sich damit aus seinen festgelegten imaginären Po-

sitionen, die ihm bis dahin unlösbar mit seiner realen Existenz verwoben schienen. J. B. Pontalis hat dieses Phänomen vorzüglich analysiert: Der Patient, der Schauspieler irrealisieren sich in ihrer eigenen Persönlichkeit. Man kann sagen, daß das Psychodrama ein Äquivalent des Humors ist. Denn «in derselben Weise hebt auch der Humor das plumpe Verbundensein des Patienten mit seiner Rolle, mit der strengen Logik seines Verhaltens und Redens auf: Plötzlich verwandelt sich, was selbstverständlich schien, in eine absurde Variante, in eine bizarre Fixierung an irgendeinem Punkt auf der unendlichen Skala der möglichen Verhaltensweisen»[29].

Ist die Rolle dem Kind dagegen fremd, so kann es in ihr einen ungewohnten Platz einnehmen, von dem aus ihm die Relativität der Rollen und Situationen besser einsichtig wird.

Das Kind übt sich somit in Positionen, die ihm bis dahin fremd, ja sogar unverständlich erschienen. So soll ein Kind, das bisher mehrmals die Rolle des von tyrannischen Eltern bedrohten Kindes gespielt hat, nun selbst die Rolle eines dieser Erwachsenen übernehmen. Anfänglich weigert es sich mit der Begründung, daß dies nicht seine Sache sei, nimmt die Rolle dann aber schließlich doch widerwillig an. Das nächste Mal spielt es sie mit Leichtigkeit, kann sich autoritär zeigen und Verhaltensweisen gegenüber Kindern anwenden, die es bisher selbst nur erlitten hat. Durch die Rolle entdeckt es Probleme, die man beim Herumkommandieren von Kindern haben kann. Ihre kritische Nörgelei erscheint ihm auf einmal lästig, während es zuvor selbst gern nörgelte.

Familiäre Rollen stellen einen Sonderfall dar. Die Person des Vaters, der Mutter oder des Erziehers spielen zu lassen, bringt oft Schwierigkeiten mit sich. Denn Kinder weigern sich leicht, Rollen zu übernehmen, die ihren eigenen entgegengesetzt sind. Doch die Entdeckung dieser Rollen und der Schwierigkeiten,

[29] *J. B. Pontalis,* Nach Freud. Suhrkamp, Frankfurt 1968, S. 195.

die sich mit ihnen in der dramatischen Improvisation ergeben, ermöglicht ein besseres Verständnis der verschiedenen Positionen innerhalb der Familie.
Diese Vorgehensweisen sind der allgemeinen Technik des *Rollenspiels* als pädagogische Methode eng verwandt. Unter welchen Voraussetzungen könnte man eine solche Technik zum Erlernen der sozialen Rollen verwenden? Wir werden auf diese Fragen bei der Behandlung des pädagogischen Psychodramas zurückkommen.
Man muß sich allerdings fragen, ob es überhaupt legitim ist, den Akzent auf den «entmystifizierenden» Aspekt der gespielten Rolle zu legen, das heißt, man muß sich fragen, ob das Spielen einer Rolle (bei dem wir sie in gewisser Weise von innen her entdecken) wirklich zugleich ein Entdecken der «Realität» der Rolle bedeutet, die wir bisher nur von außen kannten und das heißt: verkannten. Einige Autoren sehen es in der Tat als ein Verdienst des Psychodramas an, unsere Kenntnis der Anderen von den imaginären Projektionen zu befreien, mit denen wir sie behaften. In diesem Sinn erlaubt uns das Spielen einer Rolle, den Abstand zwischen unseren Imagines und der Realität zu sehen. Sehr oft aber entgeht die gespielte Rolle selbst nicht einer solchen Bestimmung durch das Imaginäre. Das Psychodrama ist dann weit davon entfernt, Instrument realistischer Erkenntnis zu sein; es zeigt uns nur, bis zu welchem Grad es selbst durch unsere Imagination geprägt ist.
Viel wichtiger als die Entdeckung der Realität der Rolle erscheinen uns die Schwierigkeiten des Subjekts, sich, entsprechend seinem eigenen Bild, an jene Realität zu halten. Oft endet sein Bemühen in einer karikaturistischen Überzeichnung der Rolle, oder aber es entleert die Rolle von all ihren Besonderheiten, indem es sich nur noch selbst in sie projiziert. Ein Jugendlicher zum Beispiel, dessen Beziehungen zu seinem Vater sehr schwierig sind, weil er ihn als aggressiven und ungerechten Rivalen empfindet, spielt diesen Vater entweder so, wie er ihn sich vorstellt, oder

so, als ob er selbst sein eigener Vater wäre. Er spielt dann «Vater» und nicht mehr *den* Vater, regrediert in eine spielerische Haltung, von der wir schon mehrere Beispiele kennengelernt haben.

Wichtig ist nicht, ob er entdeckt oder nicht entdeckt, wie sein Vater ist, sondern daß er spürt, wie schwierig es ist, an der Stelle des Vaters zu stehen und wie sehr er die Rolle verdrehen muß, um sie überhaupt spielen zu können.

d) Die Ko-Improvisation

Die Rollenimprovisation ist immer Ko-Improvisation und darin liegt einer der therapeutischen Effekte des psychodramatischen Spiels. Es liegt nahe zu glauben, daß sich das Kind bei der Improvisation einer Aufgabe gegenübersieht, die aus zwei Elementen besteht: seiner eigenen Persönlichkeit und dem Bild, das es sich von der Rolle macht. Die Erfahrungen mit dem kollektiven Psychodrama haben jedoch gezeigt, daß das keineswegs so ist. Denn das Kind improvisiert seine Rolle nicht allein; auch die anderen Teilnehmer tragen zu dieser Aufgabe bei. Wenn ein Kind sich in die Rollenimprovisation eines anderen einschaltet, so tut es das weit mehr in dem Sinn, wie es sich selbst die Rolle vorstellt, als in dem, wie die Rolle gerade vom anderen entworfen wird. Dieser muß nun den Einwand auf seine Weise, das heißt seinen Vorstellungen von der Rolle entsprechend beantworten; er muß dabei aber auch die Vorstellungen, die in dem Einwand artikuliert wurden, berücksichtigen. Tut er dies nicht, so ist ein schwerer Bruch zwischen den Teilnehmern die Folge. Die Homogenität des kollektiven Spiels ginge verloren. Die Gestaltung der Rolle darf also nicht nur von den eigenen Vorstellungen abhängig gemacht werden, sie muß auch denen der anderen Teilnehmer gerecht werden. Jede Improvisation findet also in einer Gruppe statt und ist in Wirklichkeit ein Gemeinschaftswerk. Es handelt sich um echte Ko-Improvisation.

Die Relevanz interpersonaler Beziehungen für die Psychologie

und die Tatsache, daß jede Rolle ein Produkt interpersonaler Beziehungen ist, findet hier eine fast experimentelle Bestätigung.
Dieses Phänomen hat therapeutisch gesehen spürbare Wirkungen. Dadurch, daß das Kind die Improvisation als Ko-Improvisation erlebt, entdeckt es einen natürlichen psychologischen Prozeß, in den es ständig, ohne es zu wissen, eingespannt ist.
Sehr oft nimmt das Kind Verhaltensweisen seiner Umgebung als Handlungen wahr, deren Motivation ihm unbekannt bleibt und die deswegen ihren Zweck in sich zu haben scheinen. Es verkennt den Einfluß seiner eigenen Rolle auf die Reaktionen seiner Umgebung, außer bei so mechanistischen Reaktionen wie Belohnung und Strafe. Es weiß nicht, daß ein jeder um ihn herum seiner Verhaltensweisen nicht sicherer ist als es selbst der seinen und daß jedes Rollenverhalten von dem der anderen abhängt, sowie von der Art und Weise, in der die Rolle des anderen wahrgenommen wird. Die reaktiven Charakterstörungen bei Kindern und Jugendlichen sind der pathologische Reflex einer solchen Verkennung und der Intoleranz, die daraus folgt. Die Entdeckung der Ko-Improvisation im Psychodrama trägt viel zu deren Auflösung bei.

e) Dramatische Improvisation als Behandlung
In der Katharsis, der symbolischen Darstellung, der Echtheit des Rollenspiels und der Ko-Improvisation liegen also die therapeutischen Möglichkeiten der dramatischen Improvisation. Es ist daher Aufgabe des Therapeuten, sie zu fördern und die Situation entsprechend zu gestalten.
Die Schulung der Spontaneität: Hierbei ist es eine der Hauptaufgaben des Therapeuten, die beiden wesentlichen Hindernisse, die sich einer Entfaltung der Spontaneität in den Weg stellen, zu vermeiden: das oberflächliche «akademische» Spiel und die psychische Hemmung. Dafür steht ihm eine ganze Reihe von Mitteln zur Verfügung.
Zu ihnen gehört besonders der Zeitfaktor; denn mit zunehmen-

der Anzahl der Sitzungen verlieren sich die individuellen Hemmungen. Die Spielweise wird echter und verleiht den dargestellten Themen größeren Wert.

Auch die *Gruppenwirkungen*, auf die wir noch zurückkommen werden, tragen viel zur Entwicklung der Spontaneität bei. Jedes Kind macht das Ausmaß seiner inneren Teilnahme an einer Rolle von der Spielweise der anderen abhängig. Der Fortschritt eines einzigen Kindes zieht oft einen Fortschritt der gesamten Gruppe nach sich.

Auch die *Spielweise der Therapeuten* wirkt sich, besonders bei größeren Kindern und Heranwachsenden, auf die Spontaneität aus. Sie müssen dabei übrigens geschickt zwei Klippen zu umgehen wissen: Die Spielweise des Therapeuten soll spontan und echt sein, er muß aufrichtig an der Improvisation teilnehmen; zugleich aber muß er dies mit Zurückhaltung tun, ohne sich wirklich dem Spaß daran hinzugeben und ohne den Eindruck zu erwecken, daß er sich amüsiert. Denn täte er dies, würde er in eine Art Komplizenschaft mit den Kindern geraten, als Therapeut auf eine infantile Position zurückfallen, die dem Psychodrama jede therapeutische Möglichkeit nähme. Zwar ist eine starre und distanzierte Spielweise zu vermeiden, das heißt jedoch nicht, daß man im Spiel aufgehen, sich Freiheiten in der Improvisation herausnehmen oder interpretative Details anhäufen, kurz, den durch das Thema abgesteckten Rahmen sprengen darf. Der Therapeut sollte immer dem Spiel des Kindes folgen, das seine von ihm abhängig machen und dabei doch den Eindruck erwecken, daß er seiner Improvisation freien Lauf läßt. Er befindet sich also in einer zwiespältigen Situation, die Geschick und Erfahrung fordert.

Die Strategie Morenos zur Förderung der Spontaneität enthält überdies noch einige *direktive Methoden.* Für ihn ist es das Wichtigste, sich auf das Spielniveau zu begeben, auf dem das Kind sich selber spontan darstellen kann. Erweist es sich bei der Darstellung seiner eigenen Rolle als gehemmt, so schlägt man ihm imaginäre Themen vor, zum Beispiel Märchen. Wesentlich ist, das Niveau herauszufinden, auf dem das Kind wirklich spontan sein kann. Danach kann es sich mit Hilfe der Gruppe und der Therapeuten an anderen Themen versuchen, bei denen seine Spontaneität auf die Probe gestellt wird. Diese Aufgabe fällt ihm dann eben durch die Spontaneität der voraufgehenden Sitzungen leichter.

Die *Interpretation* der individuellen *Widerstände* gegen die Spontaneität ist der vorhergehenden Methode entgegengesetzt. Sie geht weit mehr von der psychoanalytischen Methode als von der Theorie Morenos aus. Der Mangel an Spontaneität, den das Kind entweder über die ganze Sitzung hinweg oder nur bei bestimmten Rollen zeigt, ist offensichtlich Ausdruck gewisser Hemmungen, die von seinen persönlichen Problemen abhängen. Indem man das Kind auf diesen oder jenen seiner Abwehrmechanismen aufmerksam macht, kann man versuchen, einen Teil seiner Hemmungen zu beseitigen. Tatsächlich aber ist eine diffuse Hemmung sehr oft an eine Charakterstruktur gebunden, die sich Interpretationen dieser Art, das heißt einem eher suggestiven *Training*, erheblich widersetzt.

Erweisen sich solche Interpretationen jedoch als durchführbar, wird man natürlich auf sie zurückgreifen. Sie sind übrigens leichter anwendbar bei Hemmungen, die sich auf eine bestimmte Rolle oder einen Rollen- und Thementypus beschränken. Da die Interpretationen während der Sitzung gegeben werden, müssen sie natürlich die Gruppendynamik und die Stellung des Kindes in der Gruppe berücksichtigen. Stehen die Schwierigkeiten eines Kindes ganz offensichtlich in Zusammenhang mit seinen persönlichen Problemen, mit seiner Familiensituation und seiner Vergangenheit, ist eine Unterhaltung außerhalb der gemeinsamen Gruppensitzung vorzuziehen. Ein Beispiel hierzu: In einer Gruppe mit heranwachsenden Mädchen ist als Thema eine Unterrichtsstunde in Literatur gewählt worden. Diejenige, die das Thema vorgeschlagen hat, verrät damit ihr Bedauern, die höhere

Schule nicht abgeschlossen zu haben. Ein anderes junges Mädchen weigert sich daraufhin zu spielen und zeigt eine gewisse Traurigkeit, die der Gruppe nicht entgeht und zu einer unerfreulichen Resonanz des Spiels führt.
Im Laufe eines an die Sitzung anschließenden Gesprächs erzählt das betreffende Mädchen, daß es gerade eine Ausbildung in einem technischen Kolleg begonnen habe, was zu schweren Depressionen bei ihr geführt habe, die auch für ihren Aufenthalt in einer Anstalt verantwortlich seien.

II. Die Auswirkungen der Gruppendynamik und ihre therapeutischen Folgen

Wir haben gesehen, daß die Psychodramagruppen nicht unberührt von den Auswirkungen der Gruppendynamik bleiben. Diese können die Behandlung erleichtern oder im Gegenteil besondere Schwierigkeiten bereiten.

a) Positive therapeutische Auswirkungen

Es ist unmöglich, die vielfachen günstigen Auswirkungen der Gruppe in der Psychotherapie im allgemeinen an dieser Stelle zu behandeln. Slavson hat eine minutiöse Aufstellung dieser Wirkungen angefertigt[30]. Eine der wichtigsten scheint die *Zersplitterung der Übertragungsbeziehungen* zu sein. Dadurch wird es Kindern und Jugendlichen möglich, am Psychodrama teilzunehmen, ohne sich durch das Risiko einer starken Übertragung bedroht oder geängstigt zu fühlen, auf das sie mit Gehemmtheit oder einem Abbruch der Behandlung reagieren könnten.
Das kollektive Ideal der Gruppe erlaubt jedem einzelnen, sich sehr schnell für die Therapie zu engagieren. Jedes Kind entdeckt

[30] *S. R. Slavson,* a.a.O., S. 93.

die Schwierigkeiten, die die anderen beim Improvisieren haben, und bemerkt, wie die Gruppe sich anstrengt, es zu schaffen; es zeichnet sich ein therapeutisches Ideal ab, das die Kinder auch unabhängig von den Sitzungen zu einer Behandlung motiviert. In einer Einzeltherapie hätte jedes Kind erst sehr viel später sein Bedürfnis nach Behandlung und die Notwendigkeit, sich dafür anzustrengen, einsehen können. Dies um so mehr, wenn die Übertragung ambivalente Momente enthält, die solche Schwierigkeiten noch verstärken.
In der Gruppensituation versucht jedes Kind, die gemeinsamen Ideale der Gruppe zu übernehmen, um sich anzupassen. Handelte es sich um eine Gruppe, die durch etwas anderes strukturiert wäre (institutionelle Gruppen, Erholungsgruppen oder pädagogische Gruppen), träte das therapeutische Ideal nicht in Erscheinung. Daraus erklärt sich, daß Kinder in einer Gruppenpsychotherapie sehr viel früher und intensiver als in einer Einzelpsychotherapie den therapeutischen Zweck ihrer Aufgabe spüren. Dieses Phänomen ist übrigens ein sehr wichtiger Aspekt eines allgemeinen Phänomens, das Slavson beschrieben hat: Die Gruppenpsychotherapie ist in der Lage, Kindern ein Bewußtsein von sozialen Idealen zu vermitteln, die durch ihren Allgemeinheitsgrad den Rahmen der familiären Ideale sprengen, an die besonders das neurotische Kind sonst lange fixiert bleibt.
Die Einstellung der Therapeuten, das Gepräge, das sie dem Spiel mit ihren Interpretationen und Verhaltensweisen geben, verleiht dem sozialen Gruppenideal in der Gruppenpsychotherapie ein starkes Moment von Toleranz und gegenseitigem Verständnis.
Weil die Improvisation im Psychodrama notwendig immer Ko-Improvisation ist, können in ihm besser als irgendwo sonst Sozialisationsprozesse gefestigt werden. Denn jedes Kind findet in der Gruppe einen Platz und kann sich in ihr ausdrücken, aber es kann dies nur in Zusammenarbeit mit den anderen Kindern, indem es ihnen hilft, sich ihrerseits auszudrücken und einzufügen. Das Psychodrama ist also ein ebensogutes, manchmal sogar besse-

res Mittel als andere Formen der Gruppentherapie, den sozialen Reifungsprozeß zu fördern. Dadurch kann es bei bestimmten Formen der Fehlangepaßtheit von Kindern und Jugendlichen von beträchtlichem Nutzen sein.

b) Negative therapeutische Auswirkungen

Die Gruppe begünstigt den therapeutischen Fortschritt der Kinder nicht nur, sie kann auch zur Ursache von Störungen werden, die eigens beseitigt werden müssen.

Zu Beginn der Behandlung, vor allem wenn die Gruppe aus lauter «Neuen» besteht, manchmal aber auch im Laufe der Behandlung, etwa wenn die Zusammensetzung der Gruppe geändert wird, zeigt sich oft eine Art allgemeiner Beklemmung. Die Kinder sind dann unfähig, ein Thema vorzuschlagen, jeder behauptet «keine Idee zu haben». Die einen scheinen eifrig, ja sogar mit einer gewissen Verbissenheit bemüht, ein Thema zu finden, während andere zerstreut und unaufmerksam sind. In Wirklichkeit belauert jeder den anderen und keiner wagt, das gemeinsame Schweigen zu durchbrechen.

Auch gegen Ende einer Sitzung können sich ganz neue Spannungen entwickeln, die möglicherweise sehr verschiedene Ursachen haben können.

Es kann sich um eine Reaktion der Gruppe auf eine übermäßige, durch die zuvor gespielten Themen hervorgerufene Emotion handeln. Zum Beispiel bei Szenen, die eines oder mehrere Kinder persönlich betreffen oder in denen Probleme behandelt werden, die die Gruppe sehr fürchtet («sexuelle» Themen oder Gewalttätigkeit). In anderen Fällen kann es sich um Spannungen handeln, die an das Gruppenleben selbst gebunden sind, etwa um Konflikte zwischen bestimmten Teilnehmern, zwischen der Therapeuten- und der Kindergruppe oder um das Auftreten neuer Therapeuten und so weiter. Die negativen Reaktionen der Gruppe können sehr verschieden aussehen.

Hemmungsreaktionen: Die Gruppe schlägt überhaupt kein Thema vor, das Spiel läuft ab mit äußerster Spärlichkeit der Mittel. Manchmal löst sich eine kurze angsterfüllte Spannung in einem kollektiven Lachanfall.

Ausarten ins rein Spielerische: Solche Reaktionen wurden beschrieben. Man findet sie vor allem bei Kindern in der Latenzperiode: Ein eben erwähntes Thema wird sofort wieder vergessen, eines oder mehrere Kinder scheinen sich von ihm völlig frei zu machen oder benutzen ihre Rolle dazu, eine Parallelhandlung aufzuführen, die zu dem ursprünglichen Thema keinerlei Beziehung hat.

Repetitive Verhaltensweisen: Im Laufe einer Sitzung werden dieselben oder ähnliche Themen ständig wiederholt. Reaktionen dieser Art werden von der Gruppe besser toleriert und werden dadurch besonders leicht widerständig.

Die Gruppe hat dabei eine Gleichgewichtssituation gefunden, eine «Themenquelle» aufgetan, deren Ausbeutung um so befriedigender ist, als die meisten ihr entstammenden Themen allgemein bekannt und traditionell erstarrt sind, und damit genügend unpersönlich erscheinen. So verhält es sich mit den Fabeln von La Fontaine, mit bestimmten «büchernen» Themen, Film- oder Fernsehfiguren.

Manchmal sieht die Sache auch subtiler aus. Aufeinanderfolgende Themen scheinen verschiedenartig zu sein, bei näherem Zusehen aber zeigen sie sich als in der Struktur identisch.

In allen diesen Fällen verteilen die Kinder die Rollen in stereotyper Weise, in einer Art schweigender Übereinkunft.

Die Gruppe macht den Eindruck, in Gewohnheiten erstarrt zu sein, in denen sie sich deswegen wohl fühlt, weil sie Schutz vor jeglicher neuen Improvisation bieten, die zur Quelle von Beunruhigung oder zumindest Unbehagen werden könnte.

c) Die Behandlung von Gruppenwiderständen

Es gibt natürlich viele, aber nur schwer schematisierbare Mittel, um solche Widerstände zu überwinden. Diese Mittel richten sich nach der jeweiligen persönlichen Prägung einer Gruppe. Man kann sie aber zumindest in suggestive Methoden, die mehr oder weniger von Moreno ausgehen, und interpretative Methoden einteilen, die mehr von der Psychoanalyse beeinflußt sind.

Suggestive Methoden: Sie zielen darauf ab, die psychodramatische Gruppe anzuwärmen, auf das *warming up,* wie Moreno es nennt.

Sie bedeuten für die Gruppe ungefähr dasselbe wie für den Einzelpatienten.

Die Teilnahme von Hilfstherapeuten, ein gewisses Können des Leiters und die Qualität des Spiels tragen zur Wirkung dieser Methoden bei.

Geht man von den direktiven Methoden Morenos aus, so kann man sich zunächst bemühen, Themen zu finden, die die Spontaneität der Gruppe entwickeln, um eine homogene Behandlung zu begünstigen. Oft besteht aber im Gegenteil gerade ein Interesse, Hemmungen zu respektieren und eventuell vorkommende schweigsame Sitzungen mit toleranter Aufmerksamkeit hinzunehmen.

In Fällen spielerischen oder stereotypen Verhaltens kann man das Spiel durch das Spiel selbst beeinflussen:

– *Die Interpolation von Widerständen* ist eine von Moreno vorgeschlagene Methode. Hier geht es darum, die Kürze der dramatischen Sequenz durch Emfindung neuer Anlässe zu bekämpfen, die die Kinder, ohne die Richtung der Handlung zu ändern, dazu zwingen, ihr Spiel vielseitiger zu gestalten, im Spiel zu bleiben, es aber gleichzeitig durch den dichter gewordenen dramatischen Ablauf intensiver zu erleben.

– *Die Änderung der Intrige* im Spiel selbst erscheint uns gefährlich und sollte nur mit größter Vorsicht angewandt werden. Denn sie vermittelt Kindern nur allzu häufig den Eindruck, das gewählte Thema sei nur ein Vorwand, um unvorhergesehene Improvisationen einzuführen, die ihnen bedrohlich erscheinen könnten.

Mit Bedacht eingesetzt, kann diese Methode dennoch manchmal dazu beitragen, die Gruppe während des Spiels zusammenzuhalten, Verzettelungen und die Flucht in Spielereien zu verhindern. Sie kann die dramatische Situation trotz eines stereotypen Themas beleben, indem sie die Kinder gegen ihren Willen dazu bringt, ihre konventionellen Rollen aufzugeben und wirklich zu improvisieren.

Interpretative Methoden beruhen darauf, der Gruppe die Gründe ihres Verhaltens zu erklären, um ihr zu helfen, Wiederholungen vorzubeugen.

– Einige dieser Methoden gehen von der Gruppendynamik aus. Sie werden angewandt, wenn es darum geht, bestimmte Spannungen zwischen Therapeuten und Kindern oder zwischen dem Leiter und der Kindergruppe sichtbar zu machen. Sie haben zwar den Vorteil, leicht verständlich zu sein, sind jedoch auch reichlich brutal und müssen mit sehr viel Vorsicht gehandhabt werden.

– Andere Methoden bewegen sich auf dem Niveau des gesunden Menschenverstandes und kommen meist gut an. Dies ist der Fall, wenn man beispielsweise irgendein Unbehagen während der Sitzung auf ein unangenehmes Moment der vorhergehenden Sitzung zurückführt. Zwar tragen solche Interpretationen «zur Entspannung der Atmosphäre» bei, verhelfen der Gruppe aber leider zu keinem wirklichen Fortschritt.

– Wieder andere Methoden schließlich gehen direkt von der Psychoanalyse aus. Die beste theoretische Formulierung dieser Methoden wurde von Ezriel[31] gefunden: Ezriel hält es für wichtig, daß der manifeste Inhalt, der von der Gruppe geäußert wurde, deswegen von allen ausgewählt oder zugelassen wurde, weil er in jedem einzelnen unbewußt ein Echo seiner fantasmatischen Aktivitäten hervorruft. Ein solcher Inhalt stellt also jen-

[31] *Ezriel,* Annales du Premier Congrès mondial de Psychiatrie, Band V, S. 239—242.

seits seines manifesten Aspektes einen gemeinsamen Nenner der individuellen unbewußten Spannungen dar.
Ezriel geht es nun nicht darum, jedem einzelnen interpretierend zu erklären, wie seine Fantasmen und seine persönlichen Probleme sich auf diesem gemeinsamen Nenner artikulieren, sondern es geht ihm darum, der Gruppe zu zeigen, wie der manifeste Inhalt von diesem gemeinsamen Nenner getragen wird, auf den die Gruppe in der gegenwärtigen Situation konvergiert.
Alle Psychoanalytiker, die das Psychodrama anwenden, beurteilen eine solche Auffassung einhellig als sehr fruchtbar.
Man kann auf diese Weise zeigen, an welchem Punkt ein bestimmtes Thema ein gemeinsames Interesse der Gruppe trifft, das im allgemeinen in den Bereich der Übertragungsbeziehungen gehört. Diese Methode erweist sich vor allem gegenüber Gruppenwiderständen als nützlich.
In anderen Fällen hängen die Reaktionen der Gruppe vom Verhalten eines einzigen Kindes ab: So kann sich dieses – beispielsweise wenn es eine bestimmte Funktion übernehmen muß oder sich einer Situation konfrontiert sieht, die Angst oder schwer zu beherrschende Triebregungen in ihm hervorruft – von der Gruppe isolieren. Solche Reaktionen werden von der Gruppe, die derartige «Abweichungen» schlecht erträgt, nicht verstanden. Sie werden noch weniger toleriert, wenn sich in ihnen eine Aggression gegen oder eine starke Fixierung an ein anderes Kind oder einen Therapeuten ausdrückt. Sie können ihrerseits Feindseligkeit und Ablehnung von seiten der Gruppe hervorrufen, was dann wiederum zu neuen Spannungen führt.
Solche Störungen des Gleichgewichts können sich ganz spontan verlieren und manchmal sogar eine für alle günstige Wandlung nach sich ziehen. Dauern sie dagegen an und tendieren zu einer Erstarrung der Gruppe, sollte man versuchen, dem Kind den Sinn seines Verhaltens in der gegenwärtigen Situation zu erklären. Ist es dabei erforderlich, auf den Übertragungscharakter der Reaktion einzugehen, das heißt auf die vergangenen Verhaltens-

weisen des Kindes, vor allem innerhalb seiner Familie, sollte man ein Einzelgespräch mit dem Kind vor oder nach der Sitzung vorziehen.
Wurden jedoch die individuellen Probleme jedes einzelnen in der Gruppe schon erörtert, so ist es durchaus möglich, vor der gesamten Gruppe auf einen solchen Wiederholungsmechanismus und auf seinen Bezug zur Lebensgeschichte des Subjekts hinzuweisen.

III. Die therapeutischen Wirkungen auf den Einzelnen

Den Auswirkungen der dramatischen Improvisation und der Gruppendynamik ihre volle Bedeutung zukommen zu lassen, entbindet natürlich nicht von der Frage nach den Wirkungen des Psychodramas auf die Persönlichkeit des einzelnen.
Psychodramatische- und Gruppenwirkungen müssen selbst als Mittel, als therapeutisches Agens hinsichtlich ihrer Auswirkungen auf die Persönlichkeit des Kindes befragt werden. Dabei kann man zwischen *Bewußtwerden* und *Umwandlung der Persönlichkeit* unterscheiden. Letzteres ergibt sich aus der Verminderung der Abwehrmechanismen und einer Umformung der Anpassungsmechanismen, die sich in dem therapeutischen Feld vollzieht, den das Psychodrama bildet. Eine solche Unterscheidung ist sicherlich nur approximativ, dies um so mehr, als letztlich jedes Bewußtwerden auch zu einer strukturellen Umwandlung beiträgt.

a) Das Bewußtwerden

In der psychodramatischen Improvisation macht das Kind mehr oder weniger beiläufig eine Reihe von Entdeckungen.
Es erkennt, daß bestimmte Rollen eine so große Bedeutung für

es selbst haben, daß sich aus ihrer Darstellung unweigerlich Schwierigkeiten ergeben. Wir sahen, daß es sich dabei um die Rollen der Eltern oder um fiktive, mehr oder weniger symbolhaltige Rollen handeln kann, die auf die Bilder der Eltern weisen. Es kann sich auch um bestimmte Dimensionen seiner eigenen Persönlichkeit handeln, deren Darstellung ihm widerstrebt.

Moreno sagt über das Psychodrama, daß es dem Individuum das Ausleben bestimmter latenter Dispositionen ermöglicht. Man sollte in ihm jedoch nicht nur eine Form der Verwirklichung, sondern auch eine Erkenntnisquelle sehen, und zwar eine besonders bereichernde, weil sie es ermöglicht, Erfahrungen in ihrem emotionalen Kontext zu erleben.

So hatte beispielsweise ein intellektuell begabter, aber schüchterner junger Mann, der sich sozial und affektiv völlig isoliert fühlte und sich aggressiv gegenüber den Frauen seiner Umgebung verhielt, im Psychodrama das bewußte Ziel, sich von seinen Hemmungen zu befreien und größere Sicherheit gegenüber dritten zu gewinnen. Von der ersten Sitzung an entfalten sich diese bewußten Absichten in «ödipalen» Situationen: Es geht ihm darum, der Therapeutin durch seine Reife zu gefallen und sie zu erobern. Dabei setzt er sich an die Stelle des männlichen Therapeuten, dem er wirkungslose oder schwächliche Rollen zuweist. Dann ändert sich das Thema. Er wählt nun Szenen, die nur einen Therapeuten mit einbeziehen: Bald ist es der männliche Therapeut, mit dem er Szenen spielt, in denen sich beide Partner in Diskussionen über verschiedenste Gegenstände gegenüberstehen. Bald ist es die Therapeutin, mit der er Szenen spielt, in denen sie ihn mit Zuvorkommenheit oder mit Anschuldigungen überhäuft, was er mit gleichbleibendem Phlegma hinnimmt, vor allem in der Absicht, seine Unabhängigkeit und Ruhe zu bewahren. Nachdem er zuvor ganz bewußt sein Bedürfnis nach Freiheit und Entfaltung artikuliert hat, entwickelt er nun unbewußt sein Problem in einer ödipalen Situation; dies erlaubt ihm, die Konfliktsituation auf imaginärer Ebene wiederzuerleben – und zwar ganz zu seinem Vorteil. Die Wahl der späteren Themen zeigt übrigens, daß er diese Situation nicht lange bewältigen konnte. Er zieht es vor, auf duale Beziehungen zu dem väterlichen Bild einerseits und dem mütterlichen andrerseits zu regredieren.

Der Vorgang wird in dem Augenblick noch interessanter, in dem der junge Mann entdeckt, daß er sich im Spiel mit der Therapeutin wohler fühlt, wenn diese sein Spiel bemängelt und sich als Karikatur einer vereinnahmenden und aggressiven Frau darstellt. Da sich die Therapeutin in ein so übertriebenes Spiel nur halb fügt, hilft sie ihm, sich bewußtzumachen, wie notwendig für ihn ein solches Bild der Frau ist. Ihm zu zeigen, daß er so seine Mutter oder seine Schwester sieht, ist nur von zweitrangigem Interesse. Wichtiger ist es, ihm klarzumachen, daß er durch diese Art von Beziehungen zu Frauen Situationen vermeiden kann, die mehr seinen unbewußten, aber angstbesetzten Wünschen nahekommen.

Das Bewußtwerden der imaginären Dimension der Rollen ist also von doppeltem Interesse: es erlaubt dem Kind, die Rollen zu entdecken, deren Realisierung ihm schwerfällt, überdies erlaubt es aber auch, sich bewußtzumachen, welche imaginären Rollen man aus welchen Gründen in seine reale Umgebung hineinprojiziert.

Eine Analyse des Themas kann ebenfalls von Nutzen sein. Sie führt uns mitten in die symbolischen Strukturen, in denen das Kind gefangen ist. Wir haben gesehen, daß die bloße Tatsache, daß man dem Kind die Möglichkeit gibt, sich in einem mythischen Universum spontan auszudrücken, einen strukturierenden Wert hat, und wir haben in diesem Zusammenhang die Wirksamkeit des Symbolischen erörtert. In bestimmten Fällen ist aber auch eine Interpretation dieses symbolischen Sinns einer Situation wünschenswert und durchführbar. Sie ist zum Beispiel dann möglich, wenn der symbolische Sinn so unmittelbar Gefühle in der Gruppe weckt, daß seine Interpretation leicht verstanden werden kann. Ist dies nicht der Fall, erscheinen Interpretationen oft gekünstelt und gewollt. Sie sind wünschenswert, wenn die durch die Situation in der Gruppe geweckten Gefühle so intensiv sind und so lebhafte Reaktionen auslösen, daß sich leicht ein Unbehagen oder eine Hemmungsreaktion einstellen kann, die jegliche Wiederbehandlung eines Themas blockiert, wenn man den Sinn des thematischen Inhalts stillschweigend übergeht.

Ein dreizehnjähriges Mädchen schlug schon seit vielen Sitzungen Themen mit identischer Struktur vor: Sie ist mit der Therapeutin befreundet, durch das Eingreifen des männlichen Therapeuten aber, der immer die Rolle einer verständnislosen und sturen Person spielen soll, der man aus dem Weg gehen muß, wird das Paar ständig belästigt. Von dem Moment an, in dem sich das Verhalten des Mädchens spürbar zu bessern beginnt, wählt es plötzlich auch andere Themen. In einer Sitzung spielt es einen ungerechten und vor Wut rasenden Fahrgast, der auf einen Busschaffner losgeht. Dieser bleibt aber gerecht und ausgeglichen. Die Szene spielt sich vor den Augen einer Zeugin (der Therapeutin) ab, die den Schaffner verteidigt. In der folgenden Sitzung spielt das Mädchen das Liebesopfer eines Mannes, der ihr heftige und imaginäre Furcht einflößt. Er macht es vor den Augen einer Zeugin, der Therapeutin, verrückt; sie kann das Mädchen nicht mehr verstehen. Daraufhin muß es von einem Psychiater hospitalisiert werden. Der Psychiater wird vom männlichen Therapeuten gespielt. Dieser besteht in seiner Diagnose auf der Frühreife der Beziehung zwischen dem jungen Mädchen und dem üblen Spaßvogel und versichert dem Mädchen, daß es nach einiger Zeit, die es in seinem Haus verbringen soll, den Männern ohne Furcht wird begegnen können.

In der dritten Sitzung spielt die Dreizehnjährige die Rolle des unverstandenen jungen Mädchens. Die beiden Therapeuten stellen zwei ihrer Freunde dar, welche es nicht für nötig halten, ihr ihr Verhalten verständlich zu machen. Im Laufe des Spiels faßt der männliche Therapeut den Entschluß, allein mit seiner

Freundin auszugehen und die kleine Unverstandene zurückzulassen. Darauf reagiert diese mit größter Heftigkeit. Der Therapeut erklärt ihr, daß eine solche Entscheidung ihr nur helfen könne, die Sprache der Erwachsenen zu verstehen, und besteht erneut darauf, daß es ihr später nicht anders ergehen würde. Augenblicklich löst sich die Spannung, und die Szene endet mit einer Versöhnung der drei.

Wir sehen also, daß es möglich ist, den Sinn einer solcherart angedeuteten ödipalen Beziehung im Spiel selbst sichtbar zu machen und daß eine kurze Erklärung zur Auflösung der Spannung ausreichte, die durch die implizite Darstellung dieser Beziehung entstanden war.

Dieses Beispiel zeigt überdies, daß Interpretationen keineswegs von langen Kommentaren begleitet sein müssen; schon eine fast unmerkliche Abwandlung des Dialogs, die Betonung einer Formulierung in der dramatischen Ko-Improvisation selbst genügen, den symbolischen Sinn, der sich hinter der Handlung abzeichnet, zu präzisieren und seine ganze Tragweite sichtbar werden zu lassen.

Darin äußert sich die doppelte Bedeutung der Bewußtwerdung im Laufe des Psychodramas: sie hilft dem Kind auf der einen Seite, sich von den imaginären Implikationen zu befreien, die es sowohl seiner eigenen Rolle als auch denen der anderen verleiht. Überdies hilft sie ihm auch, die symbolische, das heißt mythische Bedeutung der Situationen zu erfassen, in denen es sich befindet. Aus dieser doppelten Bewegung geht der reale Sinn von selbst hervor. Denn das Kind findet ihn weder dadurch, daß man ihm zeigt, wie sein «wirklicher Vater» oder seine «wirkliche Mutter» sind, noch dadurch, daß man es die Szenen seiner «wirklichen» Existenz «realistisch» spielen läßt. Einer solchen Methode rein geistiger Anstrengung stellt das Psychodrama, wie auch andere, vor allem psychoanalytische Formen der Psychotherapie, eine Verfahrensweise entgegen, die betont, welche Bedeutung die eigenen Fantasmen für das Kind haben. Sie zeigt ihm den

Stellenwert dieser Fantasmen in den symbolischen Situationen, die sein affektives Leben formen, und ermöglicht ihm dadurch, sich in einer Realität, die stets symbolischen Sinn enthält, neu zu orientieren.

b) Die Neustrukturierung der Persönlichkeit

Kann man annehmen, daß die Persönlichkeit des Kindes durch eine solche Arbeit eine andauernde und tiefgreifende Veränderung erfährt?

Wenn man sich die konkreten Resultate ansieht, sind solche Wirkungen unbestreitbar.

Ein zuvor schwieriges, auf kritische Situationen mit «charakterlichen» oder neurotischen Fehlhaltungen reagierendes Kind wird beweglicher, aufmerksamer, toleranter gegenüber den Verhaltensweisen der anderen und zeigt größeres Interesse für seine schulischen und sozialen Aufgaben. Mit einem Wort, es erscheint gereifter und hat seine stereotypen Abwehrmechanismen aufgegeben. Man kann die strukturellen Wirkungen dieser Umwandlungen in verschiedenen Begriffen beschreiben. Ganz unbestreitbar ist die Psychoanalyse am besten in der Lage, solche Wirkungen begrifflich zu fassen. Es wäre aber ohne Frage zu aufwendig, sie hier, im Zusammenhang des Sonderfalls, den das Psychodrama darstellt, ausführlich zu diskutieren.

Wir begnügen uns mit einer kurzen Darstellung des Begriffs des «Abarbeitungsmechanismus des Ich», der von D. Lagache[32] zur Beschreibung der therapeutischen Auswirkungen der psychoanalytischen Behandlung eingeführt wurde. Dieser Begriff erscheint uns von besonderem Interesse.

Unter «Abarbeitungsmechanismus des Ich» sind die psychischen Aktivitäten zu verstehen, die sich den Abwehraktivitäten entgegensetzen. Während diese «entsprechend dem Lust-Unlust-

[32] *D. Lagache,* La psychanalyse et la structure de la personnalité, Rapport au Colloque de Psychanalyse de Royaumont, Juli 1958.

Prinzip nach Spannungsreduktion streben, streben jene nach einer Realisierung der Möglichkeiten, danach, sie auszuleben».

«Die Abarbeitungsmechanismen entziehen dem defensiven Gegentrieb seine Libido, diese wird aufgehoben, während auf der anderen Seite bestimmte Gedanken eine Überbesetzung erfahren, die auf die Mechanismen der Aufmerksamkeit und der Reflexion zurückwirkt.»

Als Beispiele für einen solchen Mechanismus kann man die Wiedererinnerung im Gegensatz zur Wiederholung anführen, die Ablösung vom imaginären Objekt, das Vertrautwerden mit den phobischen Situationen, das die ängstliche Erwartung der traumatischen und fantasmatischen Situationen ersetzt.

Um solche Vorgänge in Strukturbegriffen erfassen zu können, unterscheidet Lagache zwei gegensätzliche Ich-Begriffe: ein Ich-Subjekt (moi constituant), das die höchsten Formen der Bewußtseinsaktivität ins Spiel bringt, und ein Ich-Objekt (moi constitué), das Träger der Abwehrmechanismen ist. Das Ich-Subjekt ist in der Lage, eine strukturelle Umwandlung des psychologischen Feldes herbeizuführen.

Uns scheint, daß sich diese Ergebnisse theoretischer Reflexion auf das Psychodrama anwenden lassen. In ihm befreit sich das Subjekt dadurch von den imaginären Implikationen, in die es verstrickt ist, daß es sie spielt. Es stellt sich also den entfremdenden Bildern seiner selbst entgegen und kann sich dadurch wieder in den Zusammenhang seiner realen Situation stellen, seinen wahren Platz und seine wirkliche Rede wiederfinden.

Die Dreizehnjährige aus der obigen Fallgeschichte strengt sich vergebens an, eine Dreieckssituation zu wiederholen, in der die wirkliche Funktion der männlichen Person verkannt wird. Eines Tages aber enthüllt sich diese Funktion, in dem Augenblick nämlich, in dem der männliche Therapeut zugleich beunruhigender Verführer und Symbol des Vaters wird, der sie auf ihre Position als Kind zurückwirft, das noch so klein ist, daß es nicht alles verstehen kann. Diese Situation ist insofern symbolisch, als sie nichts anderes als ein Ausdruck des Ödipusmythos ist. Sie bietet dem Mädchen aber ebenso Zugang zu seiner konkreten, realen Situation. Real insofern, als das Mädchen ja nur ein Element des Familiendramas ist, in dem es seinen wahren Platz finden muß, ohne in Phantasien und in entsprechendes Zwangsverhalten zu fliehen.

Das Kind entdeckt seine wahre Spontaneität wieder, indem es sich von Wiederholungsmechanismen befreit, die dem Lust-Unlust-Prinzip gehorchen. An diesem Punkt zeigt sich übrigens, daß Morenos Begriff der Spontaneität nicht nur einer psychoanalytischen Sichtweise nahekommt, sondern auch einer ganzen Strömung der modernen Verhaltenspsychologie[33]; denn diese bemüht sich zu zeigen, daß die Spontaneität zwar durchaus dem Prinzip der Spannungsreduktion und der Bedürfnisbefriedigung gehorcht, daß sie aber ebenso ein ganzes Feld menschlicher Aktivität betrifft, das von der Suche nach Erregung, nach Erforschung und freier Schöpfung bestimmt zu sein scheint, ein Feld, das uns dem Problem der menschlichen Triebe weit gerechter zu werden scheint als das simple Theorem von der Sättigung der Bedürfnisse.

Das Psychodrama kann also stabile Änderungen der Persönlichkeitsstruktur nach sich ziehen, die den Wirkungen einer Psychoanalyse vergleichbar sind. Die Erfahrung hat aber gezeigt, daß seiner Wirksamkeit dennoch Grenzen gesetzt sind. Das Psychodrama hat sich als um so wirksamer erwiesen, je mehr die Störungen im zwischenmenschlichen Bereich zu liegen scheinen, je mehr sie sich in stereotypem und starrem Verhalten äußern, das Anzeichen für eine neurotische Charakterorganisation ist.

In Fällen ausgebildeter Neurosen, bei denen die Hauptstörungen mit offener Symptombildung einhergehen, ist das Psychodrama

[33] *J. Nuttin,* Origine de développement des motifs, S. 109—110. In: La motivation, Symposium de l'Ass. psychol. scient. lang. fr., Presses Universitaires de France, Paris 1958.

dagegen zweifellos weniger wirksam als eine psychoanalytische Behandlung. Dies erklärt sich aus der Tatsache, daß beim Psychodrama vor allem interpersonale Beziehungen Gegenstand der therapeutischen Bemühungen sind. Sind die Konflikte dagegen im wesentlichen verinnerlicht, wird die Aufgabe gewiß schwerer. Aus diesem Grunde haben sich manche Autoren, besonders S. Lebovici und seine Mitarbeiter, bemüht, die psychodramatische in Richtung einer psychoanalytischen Behandlung zu modifizieren, um den Übertragungsphänomenen in der psychodramatischen Situation ihre therapeutische Tragweite wiederzugeben.

c) Die Übertragungswirkungen

Für Moreno unterscheidet sich das Psychodrama von der Psychoanalyse am radikalsten darin, daß die Übertragungsphänomene in der psychodramatischen Situation verschwänden. Diese könnten sich, so argumentiert er, nur im Rahmen einer imaginären Situation manifestieren. Im Psychodrama jedoch werde ein ganz neuer Typ der Arzt-Patient-Beziehung etabliert, in der sich die Therapeuten den Patienten als Personen in ihrer vollen Realität zeigen. An die Stelle der Produktion von Phantasien, die auf die Person des Arztes projiziert würden, trete ein neuartiger Prozeß, in dem die aktuellen, realen Gefühle überwögen, die der Patient für sein Gegenüber empfinde. Und eben diesen neuartigen Prozeß, das Modell zwischenmenschlicher Beziehungen überhaupt, hat Moreno «Tele» genannt. Es handelt sich dabei um ein gegenseitiges Gefühl, um eine Verbindung in beiden Richtungen zwischen Arzt und Patient. Für Moreno stellt diese aktuelle Verbindung zwischen zwei realen Personen die Grundlage der therapeutischen Beziehung im Psychodrama dar.

Wenn es auch in der Tat zulässig ist, den Akzent auf die realen und aktuellen Beziehungen zwischen Arzt und Patient zu legen, so kann dies doch nicht verhindern, daß im Lauf jeder psychodramatischen Situation Übertragungseffekte auftreten.

Das Kind sieht sich Erwachsenen konfrontiert, von denen es

anfänglich nichts weiß, denen es aber mit unausgesprochenen Erwartungen gegenübertritt, sie würden es unterstützen und affektiv befriedigen. Es akzeptiert ausdrücklich, sich der Regel der dramatischen Improvisation zu beugen, die diese Erwachsenen ihm auferlegen.

In der psychodramatischen Situation nun findet das Kind das Grundmuster seiner Beziehungen zu Erwachsenen wieder; es kann sich dabei um ein Therapeutenpaar handeln, das zum Bild des Elternpaares wird, oder um eine größere Gruppe, in der es durch die Konfrontation des leitenden Therapeuten mit den Hilfstherapeuten die Beziehung wiederentdeckt, in der dem Vater die Gruppe der rivalisierenden Geschwister gegenübersteht. Die Situation enthält Modelle zwischenmenschlicher Beziehungen, die sich dem Kind zur Projektion seiner Imaginationen geradezu anbieten.

In jeder völlig neuen Situation entdeckt das Kind zugleich schon vertraute Situationsmuster, die repetitives Verhalten begünstigen.

Dies gilt aber eigentlich für alle Situationen. Denn Übertragungsphänomene sind im weiteren Sinne wohl universal.

Wenn nun der Psychoanalytiker diesen Phänomenen soviel Aufmerksamkeit schenkt, dann deshalb, weil die psychoanalytische Situation ihr Auftreten begünstigt. Dies erklärt sich aus der systematischen Reduktion jeglicher aktuellen Situationsbestimmung. Dadurch begünstigt die Psychoanalyse die Entfaltung von Fantasmen, von Forderungen nach Liebe und regressiven Aggressionsausbrüchen, in anderen Worten, die Wiederholung von Konflikten. Je mehr sich der Psychoanalytiker durch die Gestaltung der Situation dem Wunsch des Patienten versagt, sich so darzustellen, wie dieser es gern hätte, desto mehr sieht sich der Patient dazu getrieben, immer archaischer werdende Fantasmen, die zunehmend weniger durch die gegenwärtige Situation gerechtfertigt sind, auf die Person des Analytikers zu projizieren.

Auf der anderen Seite provoziert das Nicht-Antworten des Analytikers auf die formulierten Ansprüche eine zunehmende Regression dieser Ansprüche, die sich mehr und mehr der zugrundeliegenden affektiven Problematik des Patienten nähern.

Die psychoanalytische Übertragung bringt also durch die grundlegende Frustration, die in der psychoanalytischen Situation selbst liegt, eine Regression der aktuellen affektiven Forderungen auf die infantilen Wünsche mit sich. Wenn man die psychoanalytische Übertragung von den Wiederholungsmechanismen im weiteren Sinn unterscheidet, kann man dann sagen, daß die dramatische Situation identische Wirkungen hat?

Beginnt ein Kind am Psychodrama teilzunehmen, so wird es unfehlbar sofort eine Reihe von Ansprüchen anmelden: manchmal ist es der Wunsch, gesund zu werden, manchmal der, verstanden, toleriert oder akzeptiert zu werden, oder der Wunsch nach immerwährender Liebe.

Aber auch im Psychodrama wird diesen Ansprüchen nicht unmittelbar entsprochen, zumindest nicht auf der Ebene, auf der das Kind sie formuliert. Denn die dramatische Improvisation ist nicht Selbstzweck, sie ist nur ein Werkzeug, ein Mittel, das anderen Zielen dient. Und diese werden von den Kindern oft nur sehr vage verstanden, ihre Existenz aber entgeht ihnen nicht. Dieses «Jenseits» des dramatischen Spiels stellt für das Kind, gerade weil es so unbestimmten Charakters ist und weil angenommen wird, daß der oder die Therapeuten darüber zwar Bescheid wissen, aber nichts verlauten lassen, ein Erfahrungsfeld dar, das dem der Psychoanalyse ähnlich ist. Ein Feld, das durch die Unbestimmtheit der zu erfüllenden Aufgabe, durch die neutrale Haltung der oder des Therapeuten, zur Projektion von Fantasmen, zur Wiederholung von Verhalten und damit eben zur Entstehung einer Übertragung führt.

Zwar treffen sich so anfänglich alle Bedingungen in einer Begünstigung der Übertragungsentfaltung, die weitere Gestaltung des Feldes verläuft aber in Psychodrama und Psychoanalyse unterschiedlich und regelt die Weiterentwicklung auf verschiedene Weise.

In der Psychoanalyse des Erwachsenen erleichtert die freie Assoziation unmittelbar das Zutagetreten der regressiven Fantasmen. Im Psychodrama dagegen bietet das dramatische Spiel eine Reihe direkter Befriedigungen, die diesen regressiven Prozeß verdecken können. Man könnte einwenden, das die psychoanalytische Behandlung des Kindes ebenfalls die Anwendung spielerischer Aktivitäten impliziert, die zur Quelle von Ersatzbefriedigungen werden. Da aber in diesem Fall die Aktivitäten zwischen dem Therapeuten und dem Kind ablaufen, entdeckt dieses sehr schnell, daß das Spiel kein Selbstzweck ist, während die Kinder im Psychodrama sehr viel stärkere Befriedigungen finden.

Überdies wird die Übertragung durch die Vielzahl der Therapeuten «aufgesplittert». Obwohl sich die Übertragungswünsche global auf die Therapeutengruppe richten, müssen sie sich doch auf die einzelnen Therapeuten verteilen. Durch dieses Phänomen wird das therapeutische Feld in einer seiner Richtungen erweitert, denn «die Entfaltung der Übertragung in der Zeit wird verräumlicht, anstatt sich in sukzessiven Phasen auf einen Analytiker zu richten, kann die Übertragung gleichzeitig mehrere Psychodramatiker betreffen» (A. S. 83).

In qualitativer Hinsicht bringt diese «Vervielfachung der Zielscheiben», wie Slavson es ausdrückt, einen gewissen Vorteil. In quantitativer Hinsicht jedoch ergibt sich eine Abschwächung des Drucks, den der Therapeut ausüben kann und der die dynamische Quelle der Übertragungswünsche ist. Handelt es sich dagegen nur um einen einzigen Therapeuten, so richten sich alle Forderungen, alle Ansprüche auf seine Person, und sein «Nicht-Antworten» wird mit entsprechend größerer Intensität erlebt.

Da das Kind im Psychodrama seine Wünsche und Fantasmen auf mehrere Erwachsene verteilt, empfindet es den Druck dieses «Nicht-Antwortens» weniger stark. Die Neutralität des

Therapeuten kann durch imaginäre Projektionen leichter verdeckt werden.

In diesem quantitativen Moment der «Zersplitterung» der Übertragung sehen wir einen Faktor ersten Ranges für die Dynamik des psychodramatischen Feldes und das wesentlichste Unterscheidungskriterium für seine Abgrenzung vom psychoanalytischen Feld. Zusätzlich wird der Übertragungseffekt noch durch die Anwesenheit mehrerer Kinder abgeschwächt, denn jedes Kind kann einen Teil seiner affektiven Interessen und Ansprüche auch auf ein anderes Kind statt auf einen Erwachsenen richten.

An die Stelle der Übertragungswirkungen treten also gruppendynamische Wirkungen. In der Gruppe hängen die Beziehungen der Teilnehmer untereinander jedoch nicht nur von den vergangenen Erfahrungen ab, sondern ebenso von dem Platz, den jeder einzelne in der Gruppe einnimmt[34].

Diese gruppendynamischen Phänomene, die wir weiter oben schon behandelt haben, verdecken die Übertragungswirkungen also nicht nur, sondern setzen sich teilweise an ihre Stelle.

Und schließlich manifestiert sich ein Teil dieser Wirkungen überhaupt nicht individuell. Sie entstehen und entwickeln sich vielmehr nach der Eigengesetzlichkeit der Gruppe und werden dadurch zu einem Kollektivphänomen, das, wie wir sahen, auf der Ebene der Gruppe von großem, auf der des Einzelindividuums dagegen von geringerem Interesse ist[35].

Kurz, wenn auch in der psychodramatischen Situation eine Übertragung stattfindet – sogar genau im Sinn der Psychoanalyse –, so werden ihre Wirkungen doch durch die «Zersplitterung» qualitativ abgewandelt und quantitativ weniger bedeutend.

Diese Abschwächung der Übertragung kann von Vorteil sein, etwa wenn sich aus der Übertragung Widerstände ergeben.

So lehnen beispielsweise sehr viele Heranwachsende eine thera-

[34] *D. Lagache,* Une observation de meneur, Enfance, 1949, 1, S. 7.

[35] *Ezriel,* a.a.O.

peutische Situation ab, in der sie sich unversehens diesen Übertragungsphänomenen ausgesetzt sehen. Sie entwickeln Angstgefühle, die manchmal durch heftige Aggressionsäußerungen verdeckt werden. Wenn die Notwendigkeit der Behandlung ihnen dann nicht so eindrücklich vor Augen steht, daß diesem Mißbehagen entgegengewirkt werden kann, brechen sie die Behandlung ab. Das gleiche kann auch bei jüngeren, vor allem stark charaktergestörten Kindern passieren.

In solchen Fällen ist die Abschwächung der Übertragung im Psychodrama von Vorteil und erlaubt eine Fortsetzung der Behandlung. Bei Heranwachsenden kann das Psychodrama als Vorbereitung auf eine Psychoanalyse dienen, die zuvor nicht möglich gewesen wäre.

Unter einem anderen Gesichtspunkt aber ist eine solche Übertragungsverminderung sehr nachteilig. Denn wir wissen in der Tat, daß die Entstehung einer Übertragung in jeder psychoanalytischen Behandlung Voraussetzung für die Auflösung der Symptome ist. Und dies nicht nur deswegen, weil das Vorhandensein einer positiven Übertragung es erleichtert, all die Unannehmlichkeiten, die die Analyse mit sich bringt, zu ertragen, sondern weil es zur Auflösung der Symptome zunächst erforderlich ist, daß sie sich in gewisser Weise in die Übertragungsneurose hinein verschieben. Denn die im Symptom oder in einem Charakterzug nach außen abgeschlossene neurotische Problematik muß durch eine offene Problematik zwischen Arzt und Patient ersetzt und der analytischen Interpretation zugänglich gemacht werden.

Im psychodramatischen Feld kann sich eine solche Verschiebung nur sehr schwer und auch nur teilweise vollziehen. Zweifellos verfügt es dafür über andere therapeutische Möglichkeiten. Aber können diese das Fehlen der Verschiebung voll ersetzen? Die Einübung in ein echtes und ursprüngliches Rollenspiel kann dazu gewiß beitragen. Denn einer der Vorteile der Übertragung liegt in der Tat darin, daß die Psychoanalyse durch sie auf das Erleben und nicht nur auf das Gesprochene einwirken kann. Darin liegt ein kathartischer Aspekt der Behandlung. Wie die Psychoanalyse vermeidet auch das Psychodrama die Künstlichkeit zahlreicher Psychotherapien, die nur bei einer Analyse des Gesprochenen und nicht bei der Situation selbst ansetzen können. In der authentischen Darstellung einer Rolle erlebt das Kind eine Situation wie eine Übertragungssituation. Hierbei handelt es sich jedoch nur um eine partielle Analogie. Denn die Erfahrung zeigt uns täglich Kinder, die bei der Improvisation ihrer Rollen zwar spontan ganz dabei sind, jedoch keinerlei Veränderung ihres Verhaltens und wahrscheinlich auch ihres Erlebens erkennen lassen.

In der Psychoanalyse dagegen zieht die Entstehung einer Übertragungsneurose fast immer auch eine Veränderung im Erleben des Subjekts nach sich.

Wir begegnen hier der Bedeutung des quantitativen Faktors wieder, den wir weiter oben erwähnten: In Fällen einer ausgeprägten neurotischen Struktur reicht das Rollenspiel, so spontan es auch ist, nicht aus, um das Gefühlsleben in Bewegung zu bringen. Eine von S. Lebovici, R. Diatkine und E. Kestemberg entwickelte psychodramatische Methode, das analytische Psychodrama, stellt nun eine echte Variante der psychoanalytischen Behandlung dar.

Um den Übertragungswirkungen ihr volles Gewicht zukommen zu lassen, räumten sie dem leitenden Therapeuten, der die Sitzung lenkt und im allgemeinen nicht mitspielt, eine Vorrangstellung ein. Die Beziehung leitender Therapeut zu Patient bekommt hier ihre volle Bedeutung wieder und dies um so mehr, als nur ein Patient in jeder Sitzung behandelt wird.

Die Arbeit der Hilfstherapeuten bleibt auf ihre Funktion als Helfer beschränkt. Sie übernehmen die dramatische Darstellung dessen, was im Bericht des Patienten angelegt oder angedeutet ist.

Diese dramatische Darstellung übrigens geht von einem Arzt-Patient-Gespräch aus: «Zunächst spricht der leitende Therapeut mit dem Patienten und geht dann sofort zur Dramatisierung dieses Dialogs über, indem er den Patienten auffordert, das zu spielen, was dieser eben gesagt hat.»

Es ist nicht erstaunlich, daß die Wirkungen der Gruppe in einem solchen therapeutischen Rahmen zugunsten der Übertragungswirkungen abgeschwächt werden und daß die Interpretation dieser Übertragungen aus dieser Behandlung eine psychodramatische Variante der psychoanalytischen Behandlung macht.

Abgesehen von ihrem unleugbaren theoretischen Interesse ist diese Methode offensichtlich wenig ökonomisch, denn sie erfordert mehrere Therapeuten für einen einzigen Kranken. Gegenüber dem klassischen Psychodrama hat sie aber den Vorteil, daß sie auch bei schweren Fällen, stark verfestigten Neurosen und, nach Meinung der Autoren, sogar bei psychotischen Kindern oder Jugendlichen angewandt werden kann.

Welchen Vorteil hat sie aber gegenüber einer auf reiner Verbalisierung beruhenden psychoanalytischen Behandlung? In bestimmten Fällen psychischer Gehemmtheit fällt die Dramatisierung der Gefühle leichter als deren bloße Verbalisierung.

Auch außerhalb dieser therapeutischen Variante, in den gewöhnlichen Formen des Psychodramas, kann die Berücksichtigung der Übertragung von Nutzen, manchmal sogar unumgänglich sein. Zum Beispiel dann, wenn die negative Übertragungsreaktion eines Kindes die Weiterführung der Behandlung überhaupt bedroht, entweder dadurch, daß das Kind die Behandlung abbricht oder dadurch, daß sich die negative Reaktion auf die gesamte Gruppe ausweitet. Dasselbe gilt für Situationen, in denen ein Kind durch Angstreaktionen, ambivalente Übertragungsäußerungen oder repetitives Verhalten verschiedenster Art das Gleichgewicht der Gruppe durcheinanderbringt.

Schließlich ist noch zu erwähnen, daß auch sehr positive Reaktionen eines Kindes zum Hindernis werden können. Nach einem Wort von Lebovici tendiert jedes Übertragungsverhalten dazu, die Einheit der Gruppe zu zerstören.

d) Das Verhalten der Therapeuten – Die Gegenübertragung

Die Aufgaben der Psychodramatiker sind denen der Kinder in mancherlei Hinsicht vergleichbar.

Sie müssen gemeinsam mit den Kindern Leben in das dramatische Spiel bringen. Dabei muß ihre Teilnahme ohne Vorbehalte, ohne Verschweigen und ohne Hemmungen gegenüber der Kindergruppe sein. Das ist nicht immer ganz leicht. Menschen, die dieser Ausdrucksform gegenüber gehemmt sind, eignen sich nicht für diesen Beruf. Es kann aber auch vorkommen, daß nur bestimmte Rollen Hemmungen hervorrufen. Der Psychodramatiker muß jedoch in der Lage sein, jede beliebige Rolle mit einem Maximum an Spontaneität zu spielen. Sehr gefährlich ist es, wenn die Spielweise der Erwachsenen die Kinder dazu verführt, ihr Repertoire dem eines bestimmten Psychodramatikers anzupassen. Denn der Übertragungscharakter der Rollenwahl droht dann durch eine «realistische» Wahl der dramatischen Vorzüge des Therapeuten verdeckt zu werden. Vor allem aber führt eine solche Spezialisierung der Psychodramatiker auf bestimmte Rollen wieder zu einer Einstellung gegenüber der dramatischen Improvisation im Psychodrama, die diese als Selbstzweck ansieht. Wie jedes Kind sollte jeder Psychodramatiker jede beliebige Rolle bewältigen können, denn es geht im Psychodrama nicht darum, eine improvisierte Szene gut zu spielen, sondern darum, in jeder Art von Rolle jede Art von improvisierter Szene zu bewältigen. Genau wie die Kinder bilden die Psychodramatiker eine Gruppe für sich und stellen vor allem in den Augen der Kinder eine mehr oder weniger homogene Untergruppe der Erwachsenen dar. Diese Gruppe ist der Konkurrenz um Prestige, Rivalitätsreaktionen und Feindseligkeiten ausgesetzt, die sehr schädlich sein können. Deswegen muß jeder Psychodramatiker schon zu Beginn die Gruppe oder die Psychotherapeuten, denen er sich anschließen will, akzeptieren. Die Anwesenheit eines erfahrenen Therapeuten darf keine Hemmungen oder Konflikte auslösen. Vor allem

aber sollte jeder Psychodramatiker hinnehmen können, daß sein Verhalten von der Gruppe analysiert wird.
Zudem muß er in seinem Spiel spontan sein und darf in ihm keine übermäßige Befriedigung finden.
Sein spontanes Spiel steht im Dienst der therapeutischen Handlung und nicht in dem seiner Gegenübertragung. Er sollte sich ständig der Art und Weise bewußt sein, in der seine eigenen Ansprüche seine Spielweise beeinflussen. In der Tat sollte er sich fragen, was er, unabhängig von seinen Gefühlen gegenüber der Rolle und unabhängig von seiner Stellung innerhalb der Gruppe, unbewußt von dieser Form therapeutischer Betätigung erwartet. Eine radikale Einstellung gegenüber dem Spiel des Psychodramatikers wurde immer wieder von Moreno vertreten: Im Psychodrama sind Patienten und Therapeuten gleichgestellt. Der Therapeut steigt vom Thron herab, auf den ihn die Psychoanalyse gesetzt hat. Man muß also mit Moreno im Psychodrama zwischen dem, der das Spiel leitet, und denen unterscheiden, die therapeutisch wirken. Patienten sind gelegentlich die besten Therapeuten. «Jeder einzelne und die gesamte Gruppe sind therapeutische Helfer des anderen» (P II, S. 10).
Entsprechend seiner systematischen Vernachlässigung der Übertragungsphänomene im Psychodrama reduziert Moreno das Arzt-Patient-Gespräch auf eine zwischenmenschliche Beziehung. Diese ist seiner Meinung nach analog zu jeder anderen interindividuellen Beziehung, die man beobachten kann. Die therapeutische Situation stellt nur einen Sonderfall sozialer Beziehung überhaupt dar, sie ist vor allem von erzieherischem und didaktischem Wert.
In der analytischen Psychotherapie wird es dem Patienten durch die Übertragungsbeziehung ermöglicht, sich seiner Fantasmen bewußt zu werden und die Wege zu erkennen, auf denen seine tiefsten affektiven Wünsche in den Beziehungen zum anderen Erfüllung suchen. Dieser Vorgang ist nur deswegen möglich, weil der «Andere» dem Subjekt immer als das imaginäre Produkt

seiner Projektionen erscheint. Wir glauben, daß das Wort von Fenichel, der Arzt solle niemals das Spiel des Patienten spielen, so zu verstehen ist.

Im Psychodrama stellt sich dieses Problem in der gleichen Weise. Wesentlich ist hier nicht die experimentelle Reproduktion realer Situationen, sondern die Möglichkeit des Subjekts zu entdecken, daß jede gespielte Rolle einen imaginären Charakter hat. Oder in anderen Worten, wesentlich ist es für das Subjekt zu erkennen, daß es dort, wo es aus den reinen Anforderungen der Situation zu handeln glaubte, in Wirklichkeit einer imaginären und auf ihre Wirkung hin konzipierten Rolle entsprach, bestimmt durch das, was die anderen von ihm erwarten, sowie durch das, was es selbst zu sein wünscht. Man ermöglicht dem Kind dadurch, sich von seinen eigenen Haltungen und Rollen zu distanzieren und deren Relativität zu durchschauen.

Und in diesem Sinn sollte die Haltung des Psychotherapeuten es gerade hindern, die Arzt-Patient-Beziehung auf eine bloße Zweierbeziehung, das heißt auf die bloße Begegnung zweier realer Personen zu reduzieren. Um dem Kind zu helfen, sich der Motive seines Handelns bewußt zu werden, muß der Therapeut, ohne seine Spontaneität preiszugeben, nur Reflex der Imaginationen des Kindes sein. Zwischen lebhaftem Spiel und genauem Horchen auf die imaginäre Welt des Kindes liegt die goldene Mitte psychodramatischen Verhaltens. Dies impliziert, daß der Psychodramatiker immer in Distanz zu der Rolle bleiben muß, die er spielt. In diesem Sinn spricht übrigens auch Moreno davon, daß der Psychodramatiker kein Schauspieler ist, wobei er voraussetzt, daß dieser sich mit seiner Rolle zu identifizieren habe. Daher rührt das korrektive Verhalten und die Umkehrung von Situationen, durch die manche Psychodramatiker dazu verführt werden, auf den Buchstaben zu pochen und der Psychoanalyse den Rücken zu kehren. Auf anderer Ebene verwechseln sie oft die analytische Neutralität, die immanent durch die bloße Tatsache gegeben ist, daß der Therapeut sich weigert, den Platz einzunehmen, den die Imagination des Kindes ihm zuweist, mit einer absichtlichen Frustration während der Improvisation durch mehr oder weniger willkürliche, gewaltsame Modifikationen der gegebenen Rolle.

Die Psychoanalyse ermöglicht jedoch ein größeres Verständnis des Psychodramas und eine Bereicherung der Technik vor allem dadurch, daß sie eine neue Reflexionsebene einführt, die das Wesen des Psychodramas, die dramatische Improvisation und deren kathartische Wirkungen respektiert.

Es gibt also drei verschiedene Methoden des therapeutischen Psychodramas, von denen jede ihre eigene Technik und ihren besonderen Indikationsbereich hat.

1. *Das Gruppenpsychodrama* bewahrt das Wesentliche des Moreno'schen Psychodramas, berücksichtigt aber zugleich die Übertragungseffekte. Die Haltung der Psychodramatiker wird hauptsächlich durch psychoanalytische Überlegungen bestimmt.

Diese Methode ist Gegenstand eines Buches von D. Anzieu, in dem er ihre Praxis und ihre theoretischen Implikationen beschreibt. Sie nähert sich übrigens der von Lebovici und seiner Schule unter dem Namen dramatische Gruppenpsychoanalyse propagierten Methode.

Sie kann sowohl bei Jugendlichen als auch bei Kindern in der Latenzperiode angewandt werden. Sie ist für beginnende Psychopathien und Neurosen geeignet, vor allem wenn diese noch nicht zu stark ausgebildet sind, sowie für Delinquenten und gehemmte Kinder oder Jugendliche, besonders wenn deren Hemmungen im schulischen oder sozialen Bereich liegen.

Auch bei Charakterstörungen bringt diese Methode recht gute Ergebnisse. Das gilt natürlich um so mehr, je jüngeren Datums diese Störungen sind, besonders also bei den Anpassungskrisen Jugendlicher.

2. *Das individuelle Psychodrama* kann entweder eine bloße Variante des Gruppenpsychodramas sein oder aber eine eigene Form der Therapie darstellen, wie sie von Lebovici, Diatkine und Kestemberg als analytisches Psychodrama ausgearbeitet wurde. In diesem Fall bewahrt es vom Psychodrama nur die Ausdrucksform der Dramatisierung. Ansonsten aber stellt es eine echte psychoanalytische Variante dar. Nach Meinung der Autoren ist diese Form für schwere Fälle geeignet: für Neurosen bei Jugendlichen sowie präpsychotische und psychotische Zustände.

3. *Das Psychodrama Morenos*, das frei von jeglichem psychoanalytischen Einfluß ist, wird von manchen Autoren sehr geschätzt. Haupttechniken dieser Methode sind die Suggestion und die psychodramatische Pädagogik, die hier an die Stelle der psychoanalytischen Therapie treten.
Unserer Meinung nach ist sie vor allem für die Latenzperiode geeignet. Es handelt sich bei dieser Methode weniger um eine eigentliche Behandlung als um ein pädagogisches Verfahren, durch das man auf Reifungsprozesse der Persönlichkeit einwirken kann.
Sobald jedoch ein präziseres und therapeutisches Problem auftaucht, hat diese Methode gegenüber dem psychoanalytisch ausgerichteten Psychodrama keinen Vorteil, außer vielleicht daß man für sie leichter Psychodramatiker finden kann.

Sechstes Kapitel

DAS PÄDAGOGISCHE PSYCHODRAMA

Die Idee eines pädagogischen Theaters, das dazu bestimmt ist, das Lernen von Texten durch die Improvisation einer illustrierenden Handlung zu erleichtern, ist in Frankreich nicht neu. Es scheint, daß wir ihre Anwendung den Jesuiten verdanken. Sie haben in der Tat schon sehr früh erkannt, welche Rolle das Theater bei der Verbreitung von Ideen spielen kann. Eine der Anwendungsformen dieses Gedankens finden wir in den Jesuitenkollegien. Dort war es Brauch, nicht nur Theatervorstellungen abzuhalten, sondern auch mehr oder weniger improvisierte dramatische Kompositionen aufzuführen, wobei nicht mehr lateinisch, sondern in der Umgangssprache gesprochen wurde. Das oft allegorische Thema wurde durch Chöre und Ballette ausgeschmückt. Um den Ausdruckswert zu intensivieren, war es notwendig, über die Psychologie des Schauspielers, die Mimik der Gefühle und die szenische Umsetzung nachzudenken. Daraus entstand dann eine pädagogische Literatur, die schließlich sogar den Reflexionen eines Diderot den Weg bahnte[36]. In unserer Epoche ist eine solche Theaterpraxis zu breiter Anwendung gelangt. Das bezeugen die improvisierten Lagerfeuer der Pfadfinder, die Inszenierungen von Chancerel und die verschiedensten Vereinigungen wie etwa die «Education par l'art dramatique» und die Inszenierungen von M. Dienesch im Centre international d'études pédagogiques in Sèvres.

Um bei der Praxis des Kinderpsychodramas zu bleiben, beschränken wir uns im folgenden auf Methoden, die das Psychodrama

[36] *Y. Belaval,* l'Esthétique sans paradoxe de Diderot, Gallimard, Paris 1950.

zu erzieherischen Zwecken verwenden, das *pädagogische Psychodrama* und auf die Lerneffekte, die das Kinderpsychodrama für Psychiater, Psychologen und Erzieher haben kann, die an den Sitzungen teilnehmen, das *didaktische Psychodrama.*

I. Pädagogisches Psychodrama

Das pädagogische Psychodrama muß unter drei verschiedenen methodischen Gesichtspunkten betrachtet werden: zunächst unter dem der Spontaneitätsentwicklung des Kindes durch die dramatische Improvisation; dann unter dem des Erlernens sozialer Aufgaben durch das Rollenspiel; schließlich unter dem der Anwendung des Psychodramas zur Beseitigung von beginnenden Anpassungsschwierigkeiten des Kindes in der Gemeinschaft und im familiären Milieu.

a) Die Entwicklung der Spontaneität (Spontaneity training)

Schon 1923 schrieb Moreno, «Übung und Ausbildung der Spontaneität wird die Hauptaufgabe der zukünftigen Schule sein»[37]. Denn Spontaneität ist keine Tugend der Kindheit, die man respektieren soll, bis sie verschwunden ist. Wenn sie auch sehr wohl eine besondere Anlage des Kindes ist, so läuft doch schließlich alles auf ihr Verschwinden zugunsten der Nachahmung der Erwachsenen und des starren Konformismus ihres Verhaltens hinaus. Um Spontaneität zu entwickeln, muß man sie aus ihrem anarchistischen Naturzustand heraus zu einer Form übergehen lassen, die den Aufgaben des Kindes gemäß ist. Das Kind muß in der Spontaneität genügend Vorteile entdecken, um zumindest teilweise auf stereotypen Konformismus ver-

[37] *J. L. Moreno,* The Theatre of spontaneity, Beacon House, New York 1947, S. 81.

zichten zu können. Seine Spontaneität muß schöpferisch werden. Darin liegt eine der Funktionen des pädagogischen Psychodramas.

Das Kind ist von Natur spontan. Es findet unmittelbar die richtigen Gesten, um die Befriedigung seiner Bedürfnisse zu realisieren. Die Erwachsenen bemühen sich dann, ihm eine Reihe von Gewohnheiten, Verhaltensweisen, Gedanken und Meinungen einzuimpfen, deren Sinn und Nutzen es keineswegs unmittelbar einsieht, die es aber dennoch übernimmt, um die Billigung seiner Umgebung zu erlangen. Es verzichtet also auf seine eigene schöpferische Spontaneität oder verschiebt sie zumindest in Spielereien ohne praktische Folgen. Es hat dann eine Reihe von Mechanismen erworben, die von der modernen Zivilisation noch unendlich vervielfacht werden, ohne daß es dabei seine ursprüngliche Spontaneität und Kreativität wiederfinden könnte. Ist es wirklich notwendig, auf diese Fähigkeiten der Kindheit zu verzichten? Kann man sie nicht nutzen, statt sie zu bekämpfen? Wir sehen, daß die Theorie Morenos einer wichtigen Strömung der modernen Pädagogik, der der sogenannten aktiven Methoden, nahekommt.

Um dem Kind zu helfen, den Sinn seines Verhaltens wiederzufinden und voll zu verwirklichen, sich als schöpferisches und nicht als mechanisches Wesen zu fühlen, müssen wir es im Psychodrama den Weg der klassischen Erziehung noch einmal in umgekehrter Richtung gehen lassen. Es muß die einfachen Gesten wiedererlernen und ihren Sinn entdecken.

So läßt man es zum Beispiel anfänglich bestimmte elementare Gesten ausführen, wie essen, den Mantel anziehen oder einem Freund begegnen. In einer zweiten Phase läßt man es diese Gesten fiktiv und schließlich in einer konkreten Situation darstellen.

Dieses Beispiel zeigt uns die sehr große Ähnlichkeit zwischen der Pädagogik Morenos und der Ausbildung des Schauspielers, wie sie Stanislawski konzipierte.

Im ersten Stadium beziehen sich die Übungen auf die rein physische Seite des Verhaltens; im zweiten liegt dann das Interesse mehr auf den Emotionen, bei denen man die gleiche Methode verwendet.
Zweifellos haben wir es hier mit dem Kernstück jeder Pädagogik der dramatischen Improvisation zu tun, das man noch genauer untersuchen müßte. Man kann hingegen den Übertreibungen gegenüber durchaus skeptisch sein, zu denen eine Ausweitung dieses Systems führen würde. Denn im Vorrang des Lernens durch Spontaneität gegenüber einer traditionellen Lernweise liegt die Gefahr, die pädagogische Relevanz des Spiels zu übertreiben und zu überschätzen, wodurch die Vorteile der Methode zunichte gemacht würden.
Es steht fest, daß im schulischen Bereich stark gehemmte, unaufmerksame und nervöse Kinder nach einer gruppenpsychodramatischen Behandlung ihre Anpassungsfähigkeit bemerkenswert verbessert haben. Diese Förderung der allgemeinen Reife durch die Ko-Improvisation scheint uns mehr in den Bereich der Pädagogik als in den der Psychotherapie zu fallen.

b) Das Rollenlernen (role playing)

Für den Erwachsenen ergibt sich aus den beruflichen Aufgaben und den Sozialbeziehungen, die er in seiner Arbeitswelt bewältigen muß, eine bestimmte Rolle, die er spielen muß.
Wenn man an den experimentellen Charakter der psychodramatischen Situation glaubt, ist man geneigt, im Psychodrama eine eigene, auch in diesem Bereich gültige Lerntechnik zu sehen.
Eine solche wäre das *role playing,* dessen Anwendung Moreno und seine Schüler im industriellen Milieu der Vereinigten Staaten beträchtlich weiterentwickelt haben. In ihm wird entweder die eigene Rolle oder die der Umgebung gespielt, um auf diese Weise zu einer besseren Einsicht in die Arbeit des Unternehmens zu gelangen. Im Anhang seines Buches, der der Erfahrung im Rol-

lenspiel als Berufsvorbereitung für Psychologen gewidmet ist, schildert Anzieu ausführlich einen Versuch dieser Art. Aber genau an diesem Versuch zeigt sich auch, wie man ein solches Vorhaben einzuschätzen hat. Wenn man glaubt, das Spielen einer Rolle trage dazu bei, sie besser leben zu können, wie jede vorbereitende Übung zur Bewältigung einer Aufgabe beiträgt, verkennt man die artifizielle Dimension des Spiels und all die technischen, sozialen und ökonomischen Faktoren, die in der Realität dazwischentreten.

Im Rollenspiel zeigt sich die Kluft zwischen dem, was die Menschen wissen, und dem, was sie können, «zwischen der Rolle, die sie gern spielen würden, und der, die sie tatsächlich spielen». Kurz, das Rollenspiel ermöglicht nur ein Bewußtwerden der imaginären Dimension des Verhaltens und nicht dessen einübende Vorbereitung.

In diesem Sinn auch wandte es Lebovici bei Sozialarbeitern an. Wir sehen jetzt, daß es bei Kindern nur sehr begrenzt anwendbar ist. Es wäre etwas naiv zu glauben, daß man ein Kind dadurch, daß man es die Rolle des Polizisten spielen läßt, tatsächlich darauf vorbereitet, Polizist zu werden. Dagegen kann eine Beschäftigung mit der Berufswahl von wirklichem Nutzen sein, wenn man dem Kind und vor allem dem Jugendlichen hilft, seine Erwartungen gegenüber einer bestimmten sozialen Rolle zu entdecken.

c) Das Psychodrama als erzieherische Methode

Zwei von Moreno angeführte Beispiele sollen die Reichweite dieser Methode verdeutlichen:

Elsa lebt in einem Heim für jugendliche Delinquenten. Wegen ihres schlechten Charakters wird sie von ihren Gefährtinnen gemieden und abgelehnt. Diese Ablehnung bestätigt sich im Psychodrama, das sie mit jeder der fünf Kameradinnen improvisiert. Als man sie aber bittet, ihre eigene Situation, ihre Gefühle gegenüber den Freundinnen, ihre Familienkonflikte und affektiven

Erfahrungen zu improvisieren, beginnt sich ihre Stellung in der Gruppe zunehmend zu verändern[38].

Das zweite Beispiel handelt von Morenos eigenem Sohn Jonathan. Jonathan möchte zu seinem Vater, der sich in seinem Zimmer ausruht. Die Mutter verbietet es ihm, aber er besteht darauf. Die Mutter schlägt ihm daraufhin vor, die Rollen zu vertauschen. Sie spielt Jonathan und Jonathan die Mutter. Nun ist es an ihm, den Eintritt in das väterliche Zimmer zu untersagen und für die Müdigkeit des Vaters einzutreten. In diesem Augenblick verzichtet Jonathan auf seine Laune (P II, S. 142). Wir können hier den Wert des Rollentauschs erkennen, der eine sofortige Schlichtung kleinerer Familienkonflikte erlaubt. Moreno zählt eine ganze Reihe ähnlicher Beispiele auf: es kann «antisoziales» Verhalten korrigieren, einen Zustand diffuser Auflehnung beseitigen, einen Familienkonflikt oder eine Rivalitätssituation lösen und so weiter.

Der Wert einer solchen Technik ist unmittelbar einleuchtend: Das Kind entdeckt hier wiederum die Relativität seines Verhaltens und erwirbt größeres Verständnis für das Verhalten anderer.

Zugleich können wir hier eine Beobachtung machen, die wir schon vom therapeutischen Psychodrama kennen: Eine rapide Besserung des Verhaltens in der Familie oder in der Gemeinschaft tritt ein, der, wie man mit vollem Recht annehmen kann, keinerlei Veränderung der Charakterstruktur vorausgegangen ist.

Die Reichweite der Methode ist dennoch begrenzt. Auch hier besteht keine Möglichkeit, realen und gespielten Konflikt einander anzugleichen. Denn der gespielte Konflikt ist immer nur ein bildhaftes Evozieren des realen, dessen vielfältige Bezüge er nicht voll berücksichtigen kann.

Es ist eine vergebliche Hoffnung zu glauben, die dramatische Darstellung sei ein Heilmittel für Interessenkonflikte oder für

[38] *J. L. Moreno,* Die Grundlagen der Soziometrie, Westdeutscher Verlag, Köln und Opladen 1967, S. 186–219.

Konflikte, die die Eigenliebe und Selbstsucht betreffen. Berechtigt ist es dagegen anzunehmen, bestimmte, den Konflikten zugrundeliegende imaginäre Implikationen könnten durch sie erhellt werden. Denn daraus erklärt sich die beobachtete Abschwächung der Spannungen.

Für diese Grenzen des Psychodramas gibt uns übrigens wieder einmal der kleine Jonathan ein ausgezeichnetes Beispiel: Jonathan hatte die Gewohnheit, jedesmal während des Abendspaziergangs ein Eis zu verlangen, das er dann auch erhielt. Eines Abends mußte der Spaziergang ausfallen, und er verzichtete nur schwer auf sein Eis. Die Mutter schlug ihm vor, die Rollen zu vertauschen. Jonathan aber lehnt diesen Vorschlag mit den Worten ab: «Sei nicht ich, ich bin jetzt Jonathan und du bist Mamma.» Man muß also, um die positive Wirkung des Psychodramas zu erreichen, diesem zunächst einmal zustimmen.

II. Das didaktische Psychodrama

Sowohl eventuelle Zuschauer wie auch die Psychodramatiker selber können im Kinderpsychodrama sehr viel lernen. Lebovici, Diatkine und Kestemberg haben diesem Aspekt des Psychodramas, den sie ganz richtig als didaktischen einstuften, einige der besten Seiten ihrer bedeutenden Arbeit gewidmet. Wir stützen uns im folgenden auf ihre Ausführungen.

Es ist sicherlich eine Binsenweisheit zu sagen, daß die Ausbildung des Psychodramatikers vertiefte praktische Erfahrung mit dem Psychodrama erfordert. Der in der Ausbildung stehende Psychodramatiker entdeckt erst in der Handlung selbst die Schwierigkeiten des psychodramatischen Spiels, die gleichbleibende Konsequenzen seiner Gegenübertragung, die Schwierigkeiten der Gruppenarbeit und die bei der Einübung der Rollen aufkommenden Probleme. Die Feststellung einer solchen Binsenweisheit ruft aber zugleich zwei sich ergänzende Beobachtungen in Erinnerung: Erstens reicht die Praxis des Psychodramas für die Ausbildung des Psychodramatikers nicht aus. Zweitens ist sie zugleich mehr als nur eine praktische Ausbildung des Psychodramatikers, weil sie für Kandidaten der entsprechenden Disziplinen eines der besten Mittel darstellt, sich mit der Dynamik der kindlichen Psychologie und Psychopathologie ebenso wie mit der Gruppendynamik vertraut zu machen.

Für die Ausbildung des Psychodramatikers ist sie unzureichend, weil sie ihm zwar erlaubt, die konkreten Schwierigkeiten kennenzulernen und besser zu verstehen, ihm aber nicht immer erlaubt, sie zu lösen.

Es gibt Ausbildungskandidaten, die manchmal, ohne es zu wissen, beim Spielen bestimmter Rollen ausgesprochen gehemmt oder wie Karikaturen wirken. In gewissem Ausmaß kann die Praxis des Psychodramas solche Schwierigkeiten glätten, und zwar durch dieselben Wirkungen, die bei Kindern und Jugendlichen zur Behandlung beitragen. Nach und nach lernen die Praktikanten dann, jede beliebige Rolle mit Spontaneität, aber auch mit Neutralität zu spielen. Sie lernen, die aus ihrer Gegenübertragung resultierenden Verhaltensweisen zu verstehen und zu kontrollieren. Diese Aufgabe wird ihnen durch die Anwesenheit erfahrener Therapeuten erleichtert, die sie nicht entbehren könnten. Für die Praxis des mehr pädagogisch orientierten oder korrektiven Psychodramas kann eine solche Ausbildung als ausreichend angesehen werden.

Wollen die Kandidaten jedoch eine Psychotherapie von Neurosen durchführen, ist die Kenntnis der unbewußten Mechanismen und ein souveränerer Umgang mit der Gegenübertragung unentbehrlich. Ihre Ausbildung muß dann durch eine individuelle Psychoanalyse erweitert werden. Wie berechtigt diese Forderung ist, zeigt sich daran, daß sich selbst erfahrene, aber für das Psychodrama nicht vorbereitete Psychoanalytiker manchmal schwer tun, bestimmte Gegenübertragungen zu kontrollieren, gegen die das Psychodrama sie weniger schützt als die Einzelpsychotherapie. Selbst wenn die Psychodramatiker eine Technik anwenden, die von der eigentlichen Psychoanalyse verschieden sein soll, können sie manchmal durch das Verhalten der Patienten zu analytischen Eingriffen gezwungen werden. Man könnte sie in dieser Hinsicht Ärzten vergleichen, die sich unbedachterweise an einen «kleinen chirurgischen Eingriff» wagen und die sich dann durch die Art der Verletzung in einer unvorhergesehenen und mißlichen Situation befinden, die eine echte chirurgische Ausstattung erfordert. Daher ist es eine Vorsichtsmaßnahme, die psychodramatischen Ausbildungskandidaten hinsichtlich der Schwierigkeiten zu warnen, die auf sie warten, und sie darauf aufmerksam zu machen, welche Sicherheit ihnen eine psychoanalytische Ausbildung geben könnte.

Für Kinderpsychiater, Kinderärzte, Psychologen und Erzieher, die es zwar selbst nicht beruflich verwenden, sich aber in die Probleme der dynamischen Psychologie einführen lassen wollen, hat sich das Psychodrama als außerordentlich nützlich erwiesen. Denn diejenigen, die nicht selber spezialisierte Psychotherapeuten werden wollen, haben ein legitimes Interesse an der Psychoanalyse und erwarten vom Psychodrama ein besseres Verständnis der kindlichen Psychologie und Psychopathologie.

Es ist jedoch allgemein bekannt, daß angelesene Erfahrung und theoretische Information auf diesem Gebiet unzureichend sind. Es war bisher immer sehr schwierig, Nicht-Analytiker an psychoanalytischen Aktivitäten teilnehmen zu lassen. Das gilt ebenso für die Gruppendynamik wie für das Kennenlernen der affektiven Motivationen, der Abwehrmechanismen, der dynamischen Organisation der Persönlichkeit, das heißt für die psychologischen Implikationen der Psychoanalyse, die man, mehr oder weniger treffend, unter dem Begriff der dynamischen Psychologie zusammenfaßt.

Das Psychodrama erweist sich hier als unersetzliches Mittel. Wir selbst haben all die Vorteile, die man aus einer solchen Praxis ziehen kann, während unserer Arbeit in der neuropsychiatrischen

Klinik der Salpêtrière bei unserem Lehrer Michaux kennengelernt.

Eine Schwierigkeit liegt aber darin, daß man die Zahl der Hilfstherapeuten nicht beliebig erhöhen kann. Die offensichtlich beste Regel ist es, nur eine kleine Anzahl von Teilnehmern zu akzeptieren, die dann Hilfstherapeuten eines leitenden Therapeuten sind. Sind es aber zu viele, das heißt mehr als drei oder vier, muß man deutlich zwischen einer permanenten Psychodramatikergruppe und einer Zuschauergruppe unterscheiden. Diese sollte jedoch niemals mehr als acht bis zehn Personen umfassen, und das ist wirklich die oberste Grenze.

Zweifellos ist der Erkenntnisgewinn für passiv bleibende Zuschauer geringer als für Hilfstherapeuten. Wenn aber zwei bestimmte Bedingungen erfüllt sind, ist auch dieser Gewinn nicht zu unterschätzen: Jeder Sitzung muß ein Gespräch folgen, in dem der Leiter das vorhergehende Geschehen kommentiert und auf Beobachtungen der Zuschauer eingeht. Die zweite, ebenso unentbehrliche Bedingung ist eine regelmäßige Teilnahme an den wöchentlichen Sitzungen einer oder mehrerer psychodramatischer Gruppen. Das gilt natürlich für jede psychotherapeutische Arbeit, ist aber hier von doppeltem Interesse, da ein gleichbleibendes Publikum für die Kinder wichtig ist, um das psychodramatische Feld so konstant wie möglich zu halten.

Übrigens kann sich die Teilnahme der Zuschauer nach und nach aktiver gestalten. Obwohl sie mehr oder weniger von den Therapeuten entfernt sind, können sie trotz allem von den Kindern zur Teilnahme an der Improvisation ausgewählt werden. Nach einiger Zeit wird ihre Anwesenheit für die Gruppe vertrauter und natürlicher, sie können sich dann unmerklich immer mehr den Therapeuten nähern und sich schließlich unter die Hilfstherapeuten mischen.

Diese fortschreitende Einführung ermöglicht es besser als jedes Buch, all das kennenzulernen, was in der dramatischen Improvisation steckt.

Der eine sieht plötzlich, daß das Psychodrama keineswegs die kindische Unterhaltung ist, für die er es gehalten hat, der andere macht Erfahrungen, die er nur in einer Einzelpsychotherapie machen zu können glaubte. Und alle werden erkennen, daß die Entdeckung Morenos zwar nicht das ganze Feld zwischenmenschlicher Beziehungen erschütterte, auf alle Fälle aber jedem, der es mit affektiven Schwierigkeiten von Kindern zu tun hat, sowohl an Erkenntnis wie auch an Heilmitteln viel zu geben vermag.

Zusammenfassung

Das Psychodrama mit Kindern stellt also sowohl eine psychotherapeutische Methode als auch ein Instrument psychologischer Forschung und pädagogischer Ausbildung dar. Man kann sagen, daß wir mit ihm über eine besonders geeignete Ausdrucksform für größere Kinder und Jugendliche verfügen. Es ist nur selten möglich, sich bei der Altersstufe von zwölf bis achtzehn Jahren allein auf die verbale Ausdrucksform zu verlassen, wenn affektive Schwierigkeiten genau erkannt und erfolgreich behandelt werden sollen. Umgekehrt sind in diesem Alter bildnerische Ausdrucksformen wie Modellieren, Malen oder Zeichnen nicht mehr anwendbar. Die dramatische Improvisation vermag sie zu ersetzen. Das Kind oder der Jugendliche können sich in dieser Form besonders leicht ausdrücken, weil die Attraktion, die Träumereien und Zukunftsphantasien in diesem Alter zu haben pflegen, die Themenwahl und das dramatische Spiel erleichtern. Zugleich aber ist der Jugendliche in diesem Alter in der Lage, den kollektiven Charakter der Aufgabe und die Notwendigkeit der Ko-Improvisation wahrzunehmen. Wenn er sich dabei auch oft unbehaglich fühlt, so wird ihm dadurch doch auch die Ernsthaftigkeit der Handlung bewußt, ohne daß er sich gleich in spielerisch-anarchi-

sche Improvisationen flüchtet, wie man dies bei kleineren Kindern beobachten kann.
Es ist übrigens schwierig, zwischen der diagnostischen und der therapeutischen Seite des Psychodramas zu unterscheiden, wenn man sich nicht gerade eine der beiden ausdrücklich zum Ziel gesetzt hat. Denn im allgemeinen ist es die gleiche freie Improvisation, die uns beides zugleich erlaubt: die Persönlichkeit des Kindes kennenzulernen und seine Störungen zu behandeln.
In beiden Fällen ist die Aufgabe des Psychodramatikers dieselbe: Er soll durch sein Spiel die Selbstdarstellung des Kindes begünstigen. Er soll spontan sein, damit die Kinder es ebenfalls werden. Trotzdem muß sein Spiel nüchtern, diskret und immer so sein, daß es sich dem anpaßt, was das Kind durch sein eigenes Spiel einbringt. Der Psychodramatiker soll sich sensibel verhalten, ohne überempfindlich zu sein, er soll tolerant, weder aggressiv noch gehemmt und frei von jedem doktrinären Sektierertum sein. Er darf nicht für therapeutischen Eifer halten, was für ihn nur Gefallen an der Handlung und autoritäres Verhalten sein könnte, noch für Leichtigkeit des Spiels, was spielerische Übertreibung ist.
Aber mehr noch: der Therapeut muß nicht nur ein guter Psychodramatiker, er muß zugleich auch ein erfahrener Kliniker sein. Ist die Teilnahme erfahrener Erzieher schon beim pädagogischen Psychodrama wünschenswert, so wird die Anwesenheit eines Arztes unentbehrlich bei der Behandlung fehlangepaßter Kinder. Beruht das diagnostische Psychodrama nun auf einer Beobachtung?
Zunächst ist dazu zu sagen, daß sich das, was wir in der besonderen Situation des Psychodramas beobachten können, nicht wesentlich von den klinischen Beobachtungen unterscheidet, die der Kinderpsychiater in ganz gewöhnlichen Situationen macht.
Wichtiger aber ist, daß die Kenntnis des geistig-seelischen Inhalts der imaginären Konstruktionen und der Abwehrkonflikte des Kindes uns nicht davon entbindet, den Zusammenhang zwischen diesen und den Symptombildungen zu erklären.

Außerdem muß man, wenn man der Meinung ist, eine psychodramatische Behandlung sei angezeigt, auch bedenken, daß oft organische und psychologische Faktoren, Reifungsstörungen und Milieueinflüsse der Fehlangepaßtheit zugrundeliegen. Man muß sich darüber im klaren sein, daß die Einschätzung dieser Faktoren Sache des Arztes ist.

Schließlich erlaubt die Anwesenheit eines Arztes während der Sitzungen, eventuelle und unvorhersehbare Komplikationen zu bewältigen und stellt zudem einen gewissen Sicherheitsfaktor sowohl für das Kind wie für seine Familie und das Psychodramatikerteam dar. Das therapeutische Psychodrama muß in einem therapeutischen Gesamtzusammenhang gesehen werden, innerhalb dessen es ergänzend neben erzieherischen Maßnahmen, eventuellen medizinischen Eingriffen sowie Ratschlägen und psychologischer Unterstützung für die Eltern steht. Es ist ein grober Irrtum zu glauben, mit der Indikation des Psychodramas sei die Sache erledigt. Die Pluralität der therapeutischen Entscheidungen ist eine Notwendigkeit, die dem Psychodrama oft erst seine Wirksamkeit garantiert oder sogar seine Durchführung oder Fortsetzung erst ermöglicht.

Aus all diesen Gründen ist es erforderlich, daß ein oder mehrere Ärzte in einem Team sind. Wenn dies nicht möglich ist, weil die Zahl der psychodramatisch ausgebildeten und praktizierenden Ärzte in der Tat noch zu gering ist, so ist es doch unentbehrlich, daß der Psychiater, der das Kind untersucht hat, den Fortschritt der Behandlung eingehend verfolgt.

Das Psychodrama, das weit entfernt von der medizinischen Wissenschaft entstanden ist, ist heute nicht mehr nur für jene ein fesselndes Forschungsgebiet, die sich für soziale Phänomene, für die Kleingruppenpsychologie und die dramatische Handlung interessieren. Es konnte sich gleichermaßen eine Vorrangstellung unter den therapeutischen Methoden zur Behandlung affektiver Störungen bei Kindern und Jugendlichen erobern.